CB080028

DIETA DE **BUDA**

TARA COTTRELL & DAN ZIGMOND

TRADUÇÃO
Lígia Azevedo

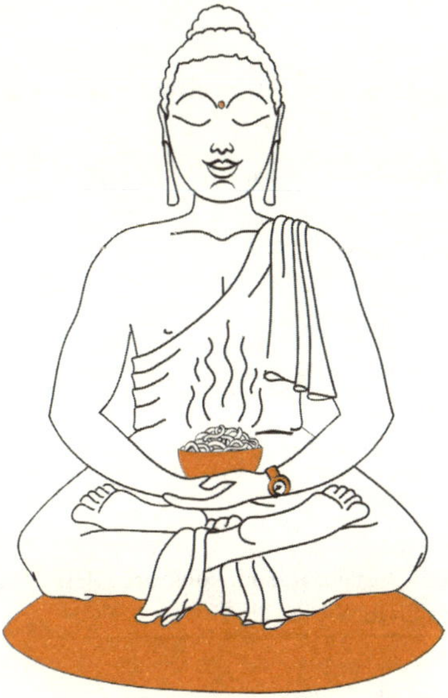

DIETA DE BUDA

A arte zen de perder peso
sem perder a cabeça

LATITUDE

TÍTULO ORIGINAL *Buddha's diet*
© 2016 by Tara Cottrell and Daniel John Zigmond
© 2016 by Kena Ravel (Illustrações)
© 2020 VR Editora S.A.

Latitude é o selo de aperfeiçoamento pessoal da VR Editora

DIREÇÃO EDITORIAL Marco Garcia
EDIÇÃO Marcia Alves
PREPARAÇÃO Luciana Soares
REVISÃO Luciane Gomide
DESIGN DE CAPA Pamella Destefi
DESIGN DE MIOLO Amanda Richmond
DIAGRAMAÇÃO Pamella Destefi
IMAGEM Fundo da capa © by visnezh - www.freepik.com

Dados Internacionais de Catalogação na Publicação (CIP)
(Câmara Brasileira do Livro, SP, Brasil)

Cottrell, Tara
Dieta de Buda: a arte zen de perder peso sem perder a cabeça / Tara Cottrell e Dan Zigmond; tradução Lígia Azevedo. – São Paulo: Latitude, 2020.

Título original: Buddha's diet: the ancient art of losing weight without losing your mind
ISBN 978-85-507-0329-9

1. Perda de peso 2. Perda de peso – Aspectos religiosos – Budismo I. Zigmond, Dan. II. Título.

20-33274 CDD-613.25

Índices para catálogo sistemático:
1. Dietas: Perda de peso: Promoção da saúde 613.25
Cibele Maria Dias – Bibliotecária – CRB-8/9427

Todos os direitos desta edição reservados à
VR EDITORA S.A.
Rua Cel. Lisboa, 989 | Vila Mariana
CEP 04020-041 | São Paulo | SP
Tel.| Fax: (+55 11) 4612-2866
vreditoras.com.br | editoras@vreditoras.com.br

Sumário

PARTE 4: PERFEIÇÕES

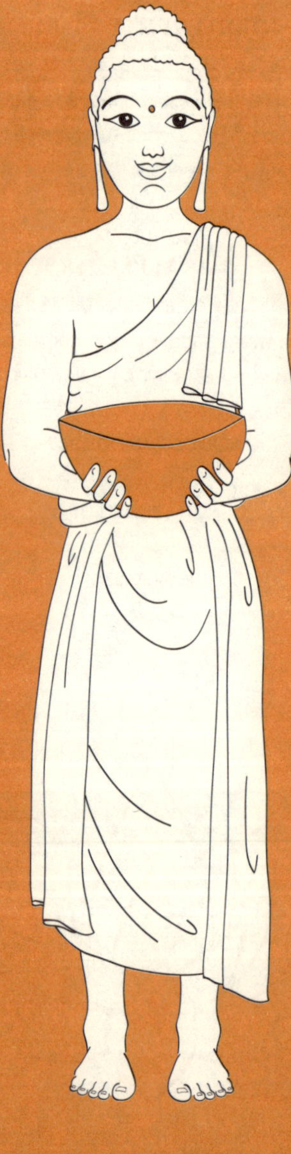

INTRODUÇÃO

INTRODUÇÃO

Buda era magro

HÁ MUITA COISA A RESPEITO DE BUDA QUE VOCÊ NÃO SABE. PARA COME-çar, Buda era magro. As estátuas rechonchudas e sorridentes que se vê em restaurantes chineses e estúdios de ioga na verdade não são de Buda – não são *daquele* Buda que viveu na Índia antiga, que meditava muito e por fim começou a ensinar o que hoje chamamos de budismo. O gorduchinho é um monge lendário que perambulou pelo interior da China pelo menos mil anos depois, realizando pequenos truques de mágica e prevendo o futuro. Com o passar dos anos, ele se tornou um herói folclórico e um símbolo de felicidade e sorte. Hoje, é especialmente popular no Japão, onde o chamam de Hotei e onde é visto como um velhinho alegre – um pouco como Papai Noel, mas que distribui sorte em vez de presentes.

Hotei nublou um pouco as coisas ao compor um poema em seu leito de morte sugerindo que ele poderia ser a reencarnação de algum *outro* Buda. Mas ele certamente não foi o Buda original. Estátuas e quadros do Buda *de verdade* em geral o mostram magro e em forma – mesmo em sua juventude, quando ainda era um príncipe paparicado. (Falaremos mais a respeito em um minuto.) A julgar pelos relatos, ele era um rapaz muito bem-apessoado. Buda foi muitas coisas ao longo da vida, mas nunca foi gordo.

Na verdade, às vezes vemos imagens dele quase esquelético. Elas retratam os anos em que Buda fez dieta. Isso mesmo: Buda fez dieta também. E deu certo, mais ou menos. Dizem que ele perdeu tanto peso que suas costelas "despontaram como as vigas de um celeiro velho e sem teto"[1] e que, ao tocar sua barriga, era possível sentir sua coluna vertebral.[2] Em outras palavras, ele ficou *bem* magro.

Buda não fazia dieta pra ficar bem de sunga. Tecnicamente, ele ainda nem era Buda. Era só um sujeito normal, meio confuso em relação à vida. Na época, já havia uma longa tradição na Índia antiga de tentar libertar a mente por meio do domínio do corpo. A ioga moderna tem suas raízes nessas práticas ascetas, que envolviam não apenas alongar seu corpo em determinadas poses e posturas, mas dormir em uma cama de pregos, bater em si mesmo com ramos, prender o ar por minutos a fio, fazer jejum por dias, semanas ou até mesmo meses seguidos. Era isso que Buda estava tentando fazer.

Para compreender como ele chegou a esse ponto, é preciso saber um pouco mais sobre sua história de vida. Buda nasceu em uma família real na Índia antiga, cerca de 2.500 anos atrás. Ele recebeu o nome esperançoso de Sidarta, que significa grosseiramente "aquele que conquista objetivos".[3] Ocorreram vários milagres quando do seu nascimento, e um adivinho local previu que, quando crescesse, Sidarta seria ou um governante poderoso ou um grande sábio. Para seus pais, não havia dúvidas sobre qual desses dois ele se tornaria – como membros da realeza, esperavam que seu filho se tornasse um governante. Precursores dos pais de hoje, eles fizeram de tudo para proteger Sidarta de qualquer dor ou desconforto, conduzindo-o com firmeza rumo a uma vida secular. Eles baniram tudo o que poderia levar ao caminho espiritual, chegando a colocar guardas nos portões para manter o povo insatisfeito a distância. Encheram a vida de Sidarta de todos os luxos imagináveis.

Como a maior parte das tentativas de proteger nossos filhos, a deles funcionou por um tempo – e então parou de funcionar. Sidarta tinha uma sensação incômoda de que havia mais na vida além de diversão e jogos. Um dia, ele convenceu um criado a ajudá-lo a escapar do palácio. Passeando a cavalo pelo vilarejo local, Sidarta teve seus primeiros encontros com o verdadeiro sofrimento humano. Ele viu doença, velhice e morte. De repente, se deu conta de que não podia continuar vivendo no paraíso artificial criado por seus pais e jurou que ia mudar. Sidarta viu um asceta errante que cruzava a Índia antiga e decidiu dar uma chance àquela vida.

Foi assim que Sidarta acabou fazendo a dieta maluca que o levou a ter um aspecto cadavérico. Ele provavelmente gostava tanto de dieta quanto você. E, pior, a dieta não funcionou *de verdade*. Ele perdeu peso, é claro – qualquer pessoa vai perder peso temporariamente se parar de comer por completo –, mas isso não o deixou mais perto da iluminação. Certamente não o conduziu ao fim do sofrimento. Só o fez sofrer *ainda mais*.

Sidarta estava quase morrendo de inanição quando se deu conta de que precisava parar com aquilo. Negar ao corpo seu sustento básico não era melhor do que a abordagem de seus pais, que permitia todos os prazeres possíveis. Ele viu que, se continuasse com aquilo, sua vida simplesmente chegaria ao fim. Ele morreria bem ali, sem ter se tornado melhor ou mais sábio do que quando deixara seu lar.

Por sorte, naquele exato momento, uma jovem passou e o viu ali sentado, perto de seu último suspiro. Ela sentiu pena dele e lhe ofereceu leite. Sidarta aceitou, grato. O leite salvou sua vida e lhe deu força o bastante para prosseguir com a meditação. Foi então que ele se deu conta de que a comida não era um inimigo ao qual se devia resistir. A comida era essencial para o sustento do corpo, e o corpo era essencial para se levar uma vida significativa. Devia haver um meio-termo entre se torturar como os ascetas e atender a todos os caprichos, como seus pais faziam.

Com essa constatação, veio a iluminação. Sidarta se tornou Buda – que significa literalmente "desperto". Era como se ele tivesse dormido a vida inteira, alternando doces sonhos e pesadelos terríveis, e então finalmente acordasse.

Buda se tornou um grande professor, assim como o adivinho havia previsto. Ele viajava pela região que hoje abarca tanto a Índia quanto o Nepal falando sobre o Caminho do Meio. Depois de sua morte, seus ensinamentos se espalharam, chegando a quase toda a Ásia. No século XX, chegaram também a Europa, África e América.

Buda ensinou *bastante coisa*. As compilações mais antigas de seus ensinamentos têm cerca de 20 mil páginas. Sério. A versão chinesa – que acrescenta algumas falas supostamente descobertas depois – chega a 80 mil páginas, um colosso. Para se ter uma ideia, a Bíblia tem cerca de mil páginas. E a Bíblia é trabalho de inúmeros "professores": Moisés, os profetas, os apóstolos, São Paulo etc. Os ensinamentos de Buda representam cerca vinte e oitenta Bíblias inteiras, dependendo da fonte, todos de um único sujeito.

Buda falou sobre quase todos os assuntos que se pode imaginar. No entanto, depois que ele resolveu que não tinha problema comer de vez em quando, não pareceu pensar muito mais em comida. Ele só menciona o assunto algumas vezes nos milhares e milhares de páginas.

E, sinceramente, você também não deveria pensar muito em comida. Mas provavelmente pensa.

Este livro olha para o Caminho do Meio de Buda aplicado à alimentação. Por isso falamos em "dieta de Buda". Ela não é complicada ou cara. Não é preciso entrar para um clube ou comprar refeições e sucos especiais. Não há ingredientes obscuros a comer todo dia ou a banir da cozinha. Só é preciso seguir algumas orientações dadas por Buda. Isso vai ajudar você a perder peso, se sentir melhor e, por fim, parar de pensar tanto em comida.

Mas por que você deveria se importar com o que um sujeito na Índia disse sobre dieta há mais de 2 mil anos? Não aprendemos muita coisa sobre comida e nutrição desde então?

Você ficaria surpreso.

Muito do que pensamos ter descoberto acabou não sendo verdade. O colesterol era ruim, depois não era. Trocamos o açúcar por gordura, depois achamos que devia ser o contrário. Não há senso comum quanto a carne ser saudável ou não, ou quanto a soja ser melhor ou pior. Inúmeras dietas da moda vieram e se foram. E, em meio a tudo isso, continuamos engordando cada vez mais e vivendo de forma cada vez menos saudável.

Por sorte, estamos finalmente começando a ver boas pesquisas no campo da alimentação e da obesidade. E, acredite ou não, muitos dos melhores resultados recentes ecoam os ensinamentos de Buda. O antigo príncipe estava no caminho certo.

Os ensinamentos de Buda tratavam de moderação. Muitos de nós estamos presos nos extremos que Buda rejeitava: comer tudo o que aparecer na frente um mês, depois morrer de fome por causa de alguma dieta maluca no mês seguinte. Isso não funciona. Acabamos com sobrepeso e infelizes. Perdemos tempo lutando contra a comida quando deveríamos estar vivendo. A dieta de Buda pode ajudar a mudar isso.

Você vai perder peso sem perder a cabeça.

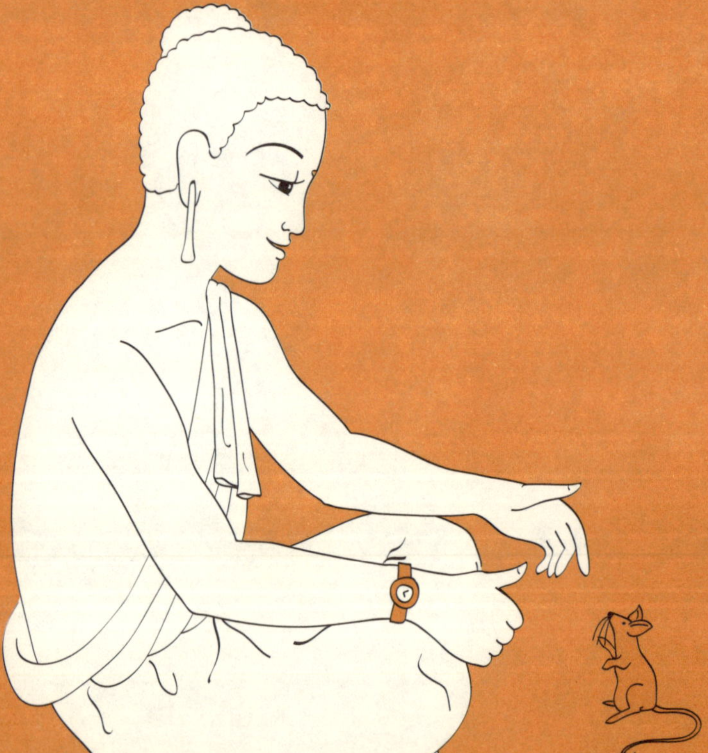

PARTE 1

INSIGHTS

CAPÍTULO 1

Sobre ratos e monges

AS PESSOAS DIZEM UMAS ÀS OUTRAS O QUE COMER HÁ MILHARES DE anos. A maior parte das principais religiões no mundo todo tem algum tipo de restrição alimentar. O islamismo proíbe porco. Os judeus ortodoxos não podem misturar leite e carne. Os católicos evitam certos alimentos durante a Quaresma. Alguns hindus devotos não apenas se abstêm de carne, mas também evitam certos tubérculos, porque os colher mata a planta.

Quando Buda estabeleceu regras para seus seguidores, ele não seguiu esse padrão. No Ocidente, costumamos achar que budistas são vegetarianos – e alguns de fato são –, mas em geral eles não são. Não há nada nos escritos budistas originais proibindo o consumo de carne, e há muitas histórias antigas em que Buda e seus primeiros discípulos comem todo tipo de comida.[1] Algumas pessoas ficam surpresas ao descobrir que mesmo Dalai-Lama come carne – e cresceu comendo quase só isso, uma vez que poucas plantas crescem nas severas altitudes do Tibet. Até hoje, budistas vegetarianos são a exceção na maior parte da Ásia, e não a regra.

Na verdade, embora tenha dado instruções incrivelmente detalhadas a respeito de coisas como onde seus monges deveriam dormir e o que poderiam vestir, Buda disse muito pouco sobre o que seus seguidores poderiam comer ou não. De fato, a tradição ditava que os monges deviam comer o que lhes oferecessem. Em grande parte do Sudeste Asiático, monges com as vestes típicas alaranjadas ainda podem ser vistos esmolando todas as manhãs, para depois comer o que quer que seus generosos vizinhos coloquem em suas tigelas.

A única regra gastronômica estrita de Buda foi a de que monges evitassem o que chamou de "comer em hora inoportuna". Mais especificamente, eles deveriam comer apenas entre o nascer do sol e o meio-dia.[2] Comer à tarde e à noite era estritamente proibido. Buda não se importava muito com *o que* os monges comiam, mas se importava bastante com *quando* comiam.

Isso pode parecer uma restrição esquisita e insignificante, mas Buda evidentemente a levava a sério. Quando depois reduziu as 227 regras que havia determinado para os monges a uma lista das dez mais importantes para os novatos em treinamento, as primeiras eram aquelas que seria de se esperar, sobre não matar e não roubar. Mas sua curiosa restrição alimentar também figurava ali.[3] Quando Buda as reduziu, então, a oito regras que pessoas comuns poderiam observar para adentrar o budismo, ele incluiu que "não deviam comer à noite ou em horário inapropriado".[4]

Buda deu diferentes explicações para essa aparente obsessão com a hora das refeições. Uma das mais claras foi:

> Monges, eu não como à noite. Como evito fazê-lo, tenho boa saúde, sou leve, tenho energia e vivo confortavelmente. Vocês também, monges, devem evitar comer à noite para ter boa saúde.[5]

Avançamos para 2014, quando o dr. Satchidananda Panda e sua equipe de pesquisa no prestigioso Instituto Salk de Ciências Biológicas, na Califórnia, publicaram um estudo fascinante sobre obesidade em ratos.[6] O estudo destacava um grupo de ratos aos quais, em vez da alimentação normal, era oferecida comida rica em gordura e em calorias, deixando que comessem quanto quisessem. O resultado não surpreendeu ninguém: os ratos engordaram.

A outro grupo de ratos, foi oferecida a mesma dieta aparentemente pouco saudável, mas apenas de nove a doze horas por dia. Durante o restante do dia e da noite, apenas água ficava disponível. Em outras palavras, os ratos tinham à disposição o mesmo bufê coma à vontade, com iguarias saborosas e engordativas, na maior parte do tempo que passavam acordados. A única regra era que eles só podiam se empanturrar durante *algumas* dessas horas acordados.

Pesquisadores chamaram isso de "dieta em período restrito". Vamos ver esse estudo em muito mais detalhes no capítulo "Comendo como um rato...". Mas, no momento, basta dizer que, dessa vez, os resultados *foram* surpreendentes: *nenhum rato engordou.* Algo relacionado a alinhar a alimentação deles a seu ritmo circadiano natural pareceu protegê-los do que, de outra forma, seria uma comida engordativa.

De alguma maneira, Buda e os biólogos tinham chegado mais ou menos à mesma conclusão.

Enquanto grande parte do mundo ainda se preocupa com a inanição e a desnutrição, nos Estados Unidos e em outros países ricos a obesidade é um problema muito maior. De muitas maneiras, isso é uma conquista. Muitos de nós não temem definhar em virtude de uma forte seca ou de uma colheita ruim – medos que assolaram a humanidade na maior parte de sua história e que ainda assolam muitos lugares. Em vez disso, vivemos como os ratos felizes e desventurados do primeiro experimento, cercados de comida barata deliciosa que queremos consumir o tempo todo.

No entanto, essa bênção se tornou uma maldição. Os riscos de saúde que a obesidade representa já são bastante conhecidos, mas vale a pena repetir alguns: doenças cardíacas, pressão alta, diabetes.[7] Todos os anos, milhões de americanos morrem de doenças relacionadas a sobrepeso. Apesar dos avanços na medicina, estima-se que a obesidade grave roube *sete anos* de vida da mulher média quando se somam todos os riscos à saúde.[8] Estamos literalmente nos matando de comer.

Como se não fosse o bastante, também há custos financeiros envolvidos. Pesquisadores da Universidade George Washington estimaram, em 2010,[9] que a obesidade custa 8.365 dólares* anuais a uma mulher obesa. E, repetindo, esse é o custo *anual.* Grande parte dele vem dos gastos médicos mais elevados, por conta de problemas de saúde relacionados à obesidade. Outra grande parcela vem de perder trabalho devido aos mesmos problemas de saúde – até a morte prematura.

Se você está lendo este livro, provavelmente não precisa ser convencido. De acordo com pesquisas da Gallup, a maior parte dos americanos quer perder peso – e isso é verdade há décadas.[10] Uma ampla indústria se desenvolveu para nos ajudar a perder os quilos a mais, e praticamente toda dieta concebível foi proposta e promovida como uma cura. Quase todas elas envolvem eliminar algo da alimentação – em geral algo de que gostamos. A dieta sem glúten evita pão, macarrão e a maior parte dos

* O custo para os homens é mais baixo – o que pode ser irritante, mas não é surpreendente. Por outro lado, isso significa que os benefícios financeiros de perder peso são mais altos para mulheres que para homens.

grãos. A paleolítica permite comer apenas o que nossos ancestrais consumiam. Outras dietas cortam carboidrato, gordura, açúcar ou carne.

Cada uma dessas dietas tem seus entusiastas e sem dúvida funciona para algumas pessoas. A maioria de nós descobre que as regras complexas são difíceis de seguir, ao menos por um período prolongado. Demandas familiares e de trabalho tornam dietas ainda mais difíceis. Estamos tão estressados na maioria dos dias que não temos tempo de contar calorias ou de avaliar as letras miúdas das listas de ingredientes. Nossa vida já é complicada o bastante. Não precisamos de uma dieta complicada também.

E pior: dietas tradicionais muitas vezes parecem uma punição. Muitas das coisas que nos mandam evitar são aquelas de que mais gostamos. Isso talvez seja parte do motivo pelo qual as dietas funcionam por um tempo, na medida em que nos fazem comer menos porque a oferta é menos gostosa. Os alimentos que amamos são relegados a prazeres proibidos que nos fazem sentir culpa. Ou se tornam recompensas para o bom comportamento, de modo que estamos sempre nos julgando e nos perguntando o que merecemos comer. As refeições se tornam um exercício de privação, mais do que nutrição.

Esta dieta tem uma abordagem diferente. O que Buda chamava de "comer em hora inoportuna" e os pesquisadores chamaram de "dieta em período restrito" chamamos aqui de dieta de Buda. Em vez de descrever exatamente o que se pode comer, focamos em *quando* comer. Não chegamos ao extremo de jejuar depois do meio-dia, como os monges budistas, mas sugerimos limitar a alimentação a nove horas por dia – mais ou menos como no caso dos ratos.

O restante deste livro vai te ajudar a entender a dieta de Buda e inseri-la em sua vida. A Parte 1, "Insights", fornece o pano de fundo básico para compreender o que a dieta envolve. No budismo, *insight* (*vipasyana*, em sânscrito) em geral significa compreender a realidade, e é o primeiro passo no caminho para a libertação. Isso é verdade na dieta também – o primeiro passo é compreender por que você está acima do peso. Vamos falar um pouco mais sobre aqueles ratos californianos e a pesquisa revolucionária por trás da nossa abordagem relativa ao período em que se come. Vamos explicar por que limitar nossas refeições a determinadas horas ajuda a perder peso e como esse estilo de alimentação efetivamente muda e cura nosso metabolismo.

A Parte 2, "Práticas", explica como fazer a dieta em si. No budismo, práticas (*sadhana*) são técnicas específicas ensinadas por Buda. Elas são o básico do caminho de Buda, e essa parte do livro vai fornecer o básico da dieta de Buda. Os princípios são simples – já revelamos a ideia –, mas ainda constituem uma grande mudança para a maior parte das pessoas. Vamos fornecer um plano passo a passo para tornar a transição menos dolorosa e mais pacífica. Também vamos explicar o que se sabe sobre a ciência da alimentação saudável, que são, em grande parte, as noções do senso comum que ouvimos a vida toda – talvez com algumas surpresas. (Se quiser ir direto ao ponto e começar a dieta de Buda *agora*, pode parar aqui e ir para o capítulo 4, "A dieta de Buda".)

A Parte 3 é intitulada "Obstáculos". Na tradição budista, obstáculos (*nivarana*) são os impedimentos mentais que se colocam no caminho para a iluminação. Na dieta, eles podem ser obstáculos mais concretos. O que eu faço quando tenho fome? E quando como com meus filhos? Como posso sair com alguém sem comer e beber muito tarde? E quanto a beber em geral? No entanto, também há obstáculos mentais. Como parar de comer quando estou estressado? Como faço para não encarar a comida como recompensa? Você provavelmente tem um monte de perguntas mais específicas, e é nessa parte que estão as respostas.

A Parte 4, "Perfeições", apresenta como a dieta de Buda se conecta com todas as outras coisas que ele nos ensinou, de modo a levar uma vida saudável, feliz e plena. As perfeições budistas (*paramita*) são as maravilhosas qualidades que cada um de nós desenvolve ao trilhar o próprio caminho – e vamos mostrar a você como nutri-las enquanto coloca a dieta de Buda em prática.

Comer deve ser um prazer, não uma guerra. Buda considerava o alimento um dos quatro aspectos essenciais para a existência humana.[11] A comida tem um lugar importante e necessário em nossa vida. A dieta de Buda vai ajudar você a mantê-la nesse lugar.

CAPÍTULO 2

Por que engordamos?

BUDA ADORAVA DADOS. A MAIOR PARTE DAS RELIGIÕES SE BASEIA EM fé, mas Buda enfatizava a evidência. Ele queria que focássemos em ver, mais do que em acreditar.[1] "Algo pode ser totalmente aceito pela fé", Buda pregou, "e ainda assim vazio, oco e falso."[2]

Todos nós já ouvimos uma história bem simples sobre por que engordamos – comemos demais, ou não nos exercitamos o suficiente, ou ambos. De qualquer modo, consumimos mais calorias do que queimamos, então ganhamos peso. E em geral nos dizem isso como se fosse uma lei evidente da natureza.[3]

Mas o que nos dizem os dados? Pesquisadores do campo da medicina vêm estudando essa questão há décadas. Eles pediram a pessoas que seguissem dietas de restrição severa de calorias – algumas delas mal chegando a oitocentas calorias por dias, provavelmente *menos da metade* do que você come hoje. No entanto, muito poucas dessas pessoas perderam peso, e quase nenhuma conseguiu manter o que havia emagrecido.[4] Estudo após estudo chega à mesma conclusão: comer menos – ainda que *muito* menos – não funciona, e os poucos quilos perdidos são rapidamente recuperados.

Então por que engordamos, se não é por comer demais? A explicação para isso é um pouco mais complicada.

Seu metabolismo é uma máquina muito complexa. Precisa ser assim. Considere este desafio básico: seu coração, seus pulmões e seu cérebro têm que trabalhar 24 horas por dia, todos os dias da sua vida, e para isso precisam de energia – calorias. Mas, ainda que você tenha compulsão por beliscar – como muitos de nós temos –, você não come *o tempo inteiro*. Então de onde vem a energia nesses intervalos? Quem fornece calorias para o seu cérebro no meio da noite?

É por isso que temos gordura no corpo. Não há nada de errado com gordura – você precisa dela justamente para isso. A gordura é nossa reserva de energia. E você ficaria horrível sem gordura – como Buda durante sua fase terrivelmente emaciada. Um pouco de gordura é bom. Muita gordura, nem tanto.

O número de células de gordura que você tem está determinado desde o nascimento. Independentemente de comer um Big Mac ou uma salada, você continuará com esse número.[5] Moléculas de gordura entram e saem dessas células o dia todo, fornecendo energia sempre que preciso, e onde for preciso. Em um mundo perfeito, nosso corpo abasteceria essas células de gordura durante as refeições, depois as drenaria lentamente no restante do dia e durante a noite.[6] Seria como o tanque de combustível do seu carro – que você enche de vez em quando, então esvazia gradualmente conforme dirige.

Os problemas vêm quando não podemos parar de encher o tanque. Quando você coloca combustível demais no carro, ele extravasa e faz a maior sujeira. Hoje, isso já não acontece tanto, porque a bomba para automaticamente. Mas seu corpo não tem esse mecanismo interno.

Quando você sobrecarrega suas células de gordura, elas aumentam de tamanho. E continuam aumentando. De modo que você engorda.

As mitocôndrias são pequenas usinas de energia em nossas células, pegando açúcar e transformando em energia. Quando há mais açúcar na corrente sanguínea do que nossas células precisam, a mitocôndria não consegue dar conta do trabalho. Então as células de gordura começam a aumentar. Isso tudo é controlado pela insulina, o hormônio que sinaliza que esse processo deve avançar. A insulina diz às células para armazenar gordura, em vez de drená-la.*

A insulina é liberada sempre que você come açúcar, ou algo (como carboidratos simples) que pode ser facilmente transformado em açúcar. (Ela também é liberada quando você *pensa* em comer açúcar, para que seu corpo esteja pronto.) Então, enquanto come açúcar, você está liberando muita insulina. E, enquanto libera muito insulina, está carregando suas células de gordura. Seu corpo não tem escolha: você não queima gordura enquanto houver insulina ordenando a suas células que a armazenem.

Se só comemos açúcar de vez em quando, em geral não há problema. O problema é que, se comemos muito açúcar e com muita frequência, começamos a acumular excesso de gordura. E, ironicamente, toda essa gordura torna nosso corpo resistente à insulina. Isso aumenta o nível de açúcar no sangue, o que nos faz liberar ainda mais insulina, o que é um sinal para que nossas células armazenem ainda mais gordura, o que nos faz engordar e nos torna ainda mais resistentes à insulina.[7] A espiral descendente segue, a menos que tomemos alguma ação drástica.

* A insulina faz muitas outras coisas, mas seu papel controlando a quantidade de açúcar no sangue é o que nos importa aqui.

Não temos como parar de comer açúcar – quase todo alimento tem um pouco. Mas, na maior parte da comida natural, o açúcar está ligado a coisas como proteínas, fibras e água.[8] Infelizmente, a dieta moderna é cheia de alimentos processados, dos quais muitos desses "para-choques" são retirados e nos quais muito açúcar é acrescentado. Isso causa sérios problemas. Em um estudo inovador com crianças obesas conduzido na Universidade da Califórnia, em São Francisco (UCSF), uma equipe de pesquisadores liderada pelo dr. Robert Lustig descobriu que reduzir em cerca de 2/3 o açúcar adicionado na dieta das crianças *por apenas dez dias* melhorou significativamente sua sensibilidade à insulina e outras medidas de saúde metabólica.[9] Isso foi feito sem alterar o número de calorias totais que as crianças ingeriam e com "esforços intensivos" para *impedir* a perda de peso.

O que tudo isso nos diz sobre a dieta de Buda? O principal é: se estamos engordando porque todo o açúcar sobrecarrega nosso metabolismo de modo que nossas pobres mitocôndrias não dão conta de seu trabalho, então precisamos dar algum descanso a nossas células.

Uma abordagem seria comer menos açúcar e carboidratos simples, lógico. É a abordagem do estudo de dez dias da UCSF. Inúmeras dietas populares que proíbem açúcar ou carboidratos em geral recomendam isso, garantindo bons resultados.[10] Mas aqueles ratos que mencionamos no primeiro capítulo sugerem que há outra abordagem possível. Talvez o que nosso metabolismo exausto precisa não seja de uma carga mais leve durante o dia, mas do equivalente a uma boa noite de sono. Em vez de pedir que as mitocôndrias trabalhem um pouco menos nas 24 horas do dia, poderíamos dar a elas algum tempo de folga. É isso que a dieta de Buda faz.

Essa parece ser a abordagem natural. Observando os animais, encontramos poucos exemplos de animais que engordam – pelo menos sem um bom motivo para tal.[11] Ursos aumentam de peso antes de hibernar, mas então perdem os quilos a mais durante o inverno. Esquilos fazem mais ou menos a mesma coisa. Quando animais ganham peso, em geral não é apenas porque há mais comida disponível – é porque eles querem ou porque precisam. Seu corpo controla seu peso – e não o contrário.

Quando pensamos a respeito, a maioria desses animais come em horários bastante estritos. Eles vivem de acordo com um relógio circadiano. Se forem noturnos – como guaxinins –, só comem à noite. Se forem diurnos – como os esquilos mencionados –, só comem durante o dia. Não vemos esquilos fazendo um lanchinho à meia-noite, mesmo quando moram em bairros tranquilos onde há comida farta e quase nenhum predador. Tampouco vemos guaxinins atacando as latas de lixo durante o dia, um horário perfeitamente seguro para que o fizessem. Os animais parecem programados para comer em determinado horário – e, mesmo quando há oferta de comida, não parecem engordar da mesma maneira que os humanos.

Mas há exceções. Como vimos, se deixarmos que ratos de laboratório comam alimentos ricos em açúcar a hora que quiserem, eles logo vão perder o controle de seu peso. O poder viciante do açúcar é tão forte que pode se sobrepor a seu ritmo natural. Era preciso que os pesquisadores os forçassem a parar de comer por um período todo dia para que mantivessem o peso sob controle.

Você não tem ninguém monitorando sua dieta em período integral, então deve fazê-lo sozinho. E, embora talvez seja capaz de imitar aqueles ratos comendo porcaria dez horas por dia e ainda perdendo peso, é bem mais difícil emagrecer assim. Açúcar e carboidratos são tão viciantes que você provavelmente vai se pegar querendo mais, o que vai deixá-lo tentado a infringir as regras. É como um alcoólatra tentando manter a abstinência em um bar – certamente possível, mas muito mais difícil do que precisa ser.

Não é preciso banir alimentos saborosos por completo, mas a dieta de Buda fica mais fácil se você diminuir a quantidade de ingestão deles e seguir algumas linhas gerais que vamos explicar em breve. Mas, primeiro, vamos nos aprofundar um pouco mais na pesquisa que envolve os ratos de dieta.

CAPÍTULO 3

Comendo como um rato

É MUITO DIFÍCIL FAZER PESQUISAS CONFIÁVEIS SOBRE DIETA E PERDA de peso. Quando perguntamos às pessoas sobre sua alimentação, elas costumam não ser totalmente sinceras. Um estudo com homens e mulheres que tinham dificuldade em fazer dieta descobriu que eles subestimavam sua ingestão calórica em quase 50%![1] E, se você diz às pessoas para se restringirem a certa regra alimentar por qualquer período prolongado, elas em geral não seguem as instruções à perfeição. Isso torna a reunião de dados sólidos muito difícil para pesquisadores. Por exemplo, cientistas acreditaram por anos que fazer várias refeições pequenas em vez de três grandes ajudava na perda de peso. Mas, quando consideraram todas as incorreções das informações fornecidas pelos sujeitos das pesquisas, descobriram que era o oposto.[2]

Pior de tudo: o padrão ouro da ciência – o estudo duplo-cego – é quase impossível na pesquisa alimentar. Quando cientistas querem testar uma nova droga, formam um grupo de voluntários cuidadosamente selecionados e dão à metade deles a droga e à metade deles o placebo, sem dizer a ninguém quem está em qual grupo, nem à maior parte dos pesquisadores. Mas, quando se tenta fazer isso com dieta, todo tipo de problema surge.

Primeiro, é muito mais difícil conseguir que um grupo de voluntários mude a maneira como come por semanas ou meses do que fazer com que tome alguns comprimidos todos os dias. A menos que os voluntários sejam monitorados 24 horas por dia, há uma boa chance de que acabem trapaceando – ainda que provavelmente não cheguem a admitir isso.

Segundo, *os voluntários vão saber que estão seguindo uma dieta.* Não há como pedir às pessoas para comer menos, ou cortar carboidratos, ou seguir uma alimentação paleolítica, ou mudar muita coisa em sua dieta sem que elas saibam. Pode parecer que isso não importa, mas inúmeras pesquisas ao longo dos anos provaram que importa, sim. Talvez os voluntários tenham amigos que experimentaram uma dieta sem glúten e não perderam peso, então sua motivação para seguir as regras é sutilmente menor. Ou o oposto: talvez eles acreditem tanto na dieta que inconscientemente façam outras mudanças em sua vida que contribuam para seu sucesso. Isso acontece o tempo todo na pesquisa científica, o que dificulta a interpretação precisa dos resultados.

Então como pesquisadores contornam esses obstáculos? Como eles fazem com que as pessoas se atenham às dietas experimentais sem saber que o estão fazendo? Em geral, isso não é possível. Por isso eles estudam ratos no lugar.

Os pequenos roedores são muito mais colaborativos. E não têm vizinhos intrometidos que já descartaram a dieta paleolítica, a desintoxicação ou o que quer que se esteja tentando estudar. É lógico que algumas dietas são difíceis de estudar em ratos ou outros animais, porque eles não comem necessariamente as mesmas coisas que os humanos. Mas uma grande vantagem da dieta de Buda e outras abordagens relacionadas a período é que podem ser facilmente estudadas assim. Se você quer ver o que acontece quando os ratos só comem durante nove horas por dia, é só não deixar comida disponível no restante das horas.

É errado manipular assim nossos amigos animais? É difícil saber o que Buda diria. Ele não colocou nenhuma proibição geral a usar animais para propósitos práticos, pelo menos às pessoas comuns. Há inclusive uma história popular do renascimento de Buda como um coelho que oferece seu próprio corpo de alimento a um religioso local.[3] Buda não colocava os animais no mesmo patamar que os humanos – na verdade, renascer como um animal era visto como uma consequência infeliz de algum carma passado e acreditava-se que envolvia mais sofrimento do que um humano poderia esperar. Ao mesmo tempo, Buda pregava *avihimsa*, a não crueldade, a todos os seres sencientes, incluindo animais. "Uma pessoa não se torna nobre causando mal a um animal", ele disse. "Torna-se nobre sendo gentil com todas as coisas vivas."[4] Parece seguro dizer que Buda insistiria que animais de laboratório fossem tratados da maneira mais benevolente possível e usados apenas para aliviar as causas de significativo sofrimento humano. Infelizmente, a epidemia de obesidade se encaixa nessa descrição.

Uma das primeiras coisas que os pesquisadores descobriram com esses experimentos foi que a dieta em período restrito parece impedir os ratos de ficar obesos. Já discutimos alguns dos estudos do dr. Satchidananda Panda no Instituto Salk no capítulo "Sobre ratos e monges". Ratos comuns com acesso ilimitado a comida com alto teor de gordura ficam gordos. Mas, quando a comida fica disponível apenas nove horas por dia, de forma consistente com seu ciclo alimentar natural, os ratos parecem ingerir o mesmo número de calorias, mas não ganham peso.[5] Tampouco têm os problemas de metabolismo que atingem os ratos gordos.

É um pouco mais difícil estudar *perda* de peso em ratos, porque eles não são naturalmente gordos. É preciso ajudá-los a ganhar peso primeiro. Para fazer isso, os pesquisadores do Instituto Salk colocaram os ratos em uma dieta irrestrita de alto teor de gordura por treze semanas, então os passaram a uma dieta em período restrito por doze semanas.[6] Os ratos ganharam peso considerável durante a primeira fase, então perderam 5% em média quando seu período de alimentação foi novamente limitado. É como uma pessoa de 72 quilos perdendo 3,5 quilos – o equivalente a 450 gramas perdidos a cada semana e meia de dieta. Ratos que foram mantidos em uma dieta irrestrita por 26 semanas e só então foram colocados em uma dieta em período restrito perderam ainda mais – 12% em doze semanas –, provavelmente porque ficaram mais gordos. Seria como passar de 72 quilos a 64 em menos de três meses.

Alguns estudos sobre dietas em período restrito foram feitos com pessoas. Como as regras são muito mais simples que as de muitas outras dietas, é um pouco mais fácil conseguir voluntários confiáveis, embora ainda não seja possível fazer testes cegos – todo mundo sabe quando está comendo e quando não está. E esses estudos foram positivos para a abordagem do período restrito. Por exemplo, em um estudo com 29 homens jovens, eliminar a alimentação noturna por apenas duas semanas fez com que perdessem cerca de 450 gramas em média.[7] Isso dá cerca de 225 gramas por semana, e era permitido comer em um período de treze horas diárias, consideravelmente mais do que na dieta de Buda. Em outro estudo, um grupo de adultos de meia-idade com peso normal teve que restringir sua alimentação a um período de quatro horas (!) durante oito semanas.[8] Eles perderam em média 1,4 quilos nessa dieta bastante extrema, um pouco menos de 225 gramas por semana – talvez menos do que seria de esperar, mas isso pode se dever ao fato de que nenhum deles estava acima do peso.

Mais recentemente, o dr. Panda também passou a estudar homens e mulheres em vez de ratos. Ele e seus colegas recrutaram um pequeno grupo de adultos acima do peso, que passaram a utilizar um aplicativo para registrar tudo o que comiam durante o dia, inclusive com fotos. Eles pediram então aos voluntários que se alimentassem apenas em um período de dez a doze horas, sendo que antes todos comiam ao longo de um período de pelo menos catorze horas. Os pesquisadores pediram que mantivessem o hábito por dezesseis semanas, sem fazer quaisquer outras mudanças em termos de dieta ou nutrição, e pesaram todo mundo antes e depois. Quase todos perderam peso, com uma média de mais de 3 quilos (de novo cerca de 225 gramas por semana). E não só isso: todos os participantes do estudo expressaram interesse em prosseguir com a dieta. Um ano depois o peso perdido não fora recuperado.[9]

Vistas juntas, as provas científicas são bem evidentes: limitar o período da alimentação ajuda na perda de peso. No próximo capítulo, vamos contar como fazer com que esse jeito de se alimentar funcione para você.

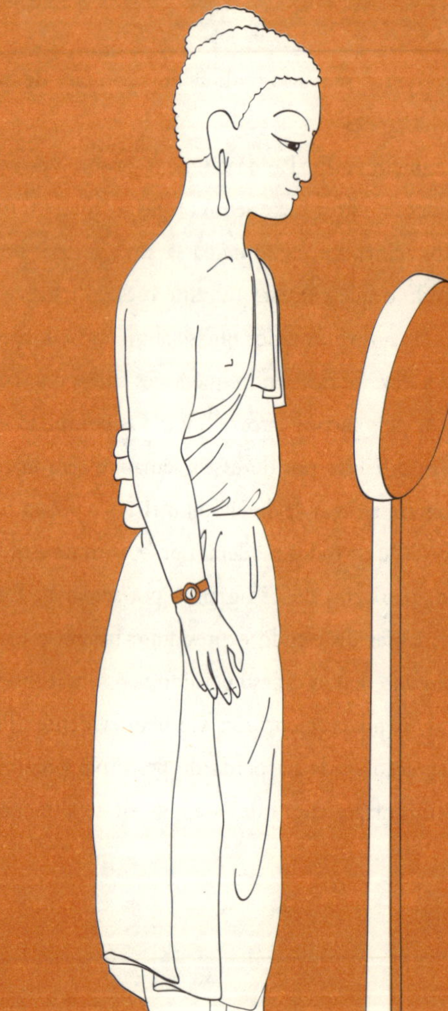

PARTE 2

PRÁTICAS

CAPÍTULO 4

A dieta de Buda

O ESTUDO DO DR. PANDA ENVOLVENDO UM APLICATIVO FEZ MAIS DO que provar que a dieta de Buda funciona: também lançou luz sobre como os americanos comem de fato. Quando se pergunta às pessoas sobre sua alimentação, elas normalmente dizem que fazem três refeições por dia, talvez com um lanche ocasional no meio. Mas, quando o dr. Panda viu todas as fotos de comida que os participantes do estudo tiraram, descobriu algo completamente diferente: as pessoas comem quase o dia todo.[1]

Muitas das pessoas estudadas comiam mais de doze vezes ao dia. O tempo médio entre a primeira e a última refeição era de quinze horas – o que significa que parte das pessoas comia por um período ainda mais longo que esse todos os dias! Apenas cerca de 10% se alimentavam dentro de um período de doze horas ou menos.

Não há nada de natural no hábito de comer o tempo todo. Se você já foi acampar, provavelmente teve a experiência de tentar cozinhar no escuro. Não é nada divertido – e limpar tudo depois é ainda pior. Agora imagine tentar fazer isso sem uma lanterna elétrica ou a pilha – só com o brilho do fogo e talvez uma lamparina. De repente, parece trabalho demais jantar tarde da noite e quase impossível preparar um lanchinho da madrugada.

Antes da era industrial, as pessoas não faziam muita coisa depois que escurecia, porque, bem, ficava escuro demais. No norte da Índia, onde Buda vivia, com frequência havia menos do que onze horas de luz por dia – e apenas cinco horas de sol forte. As pessoas tinham que espremer nessas horas não só o comer, mas o cozinhar, o limpar, o se vestir, o lavar, o plantar, o colher e praticamente todo o resto. E isso ainda era bem fácil, em comparação com as inúmeras gerações que viveram antes da agricultura e que tinham que incluir caçar e matar sua comida nesse mesmo período. Muitas dessas pessoas provavelmente comiam como leões, tigres e outros carnívoros fazem na selva: não todos os dias, menos ainda o dia todo.[2]

Então, quando Buda insistiu que monges não comessem à tarde, estava propondo uma mudança, mas não tão radical quanto pode parecer hoje. A ideia de que devemos comer de modo esporádico ao longo das horas em que nos mantemos acordados não é muito mais velha do que a lâmpada elétrica, mas certamente os humanos não evoluíram para comer assim. Em termos evolutivos, é como se isso tivesse acontecido ontem – e em países como Birmânia, Tailândia e Sri Lanka centenas de milhares de monges budistas ainda seguem a programação alimentar restrita de Buda todos os dias.

Com a dieta de Buda, retornamos a algo mais próximo ao nosso estilo original de alimentação e damos ao nosso metabolismo a mesma folga prolongada que nossos ancestrais davam todas as noites. Pode parecer pouco natural a princípio, mas todo mundo costumava comer desse jeito – e quase todos os outros animais ainda comem.

Todos sabemos que é difícil adquirir novos hábitos, e para muitas pessoas bons hábitos alimentares são ainda mais difíceis de adquirir que outros. Então recomendamos uma abordagem gradual. Não é preciso mudar toda a sua rotina alimentar da noite para o dia – só siga estes passos e, em um curto período, estará seguindo a dieta de Buda.

PASSO 0: COMENDO O DIA TODO

O Passo 0 é aquele em que você se encontra agora, seu ponto de partida, provavelmente o motivo pelo qual está lendo este livro. O objetivo é tirar você do Passo 0 com muita rapidez. Hoje, na verdade. Como discutimos, comer o tempo inteiro, com o descuido que muitos de nós consideram normal, não é nem um pouco normal. Infelizmente, em muitas partes do mundo – e nos Estados Unidos em particular –, comida barata, facilmente acessível e de baixa qualidade está à nossa espera 24 horas por dia. O diagrama a seguir ilustra a norma moderna da alimentação nesse país, com refeições e lanchinhos sendo consumidos ao longo de todo o dia:

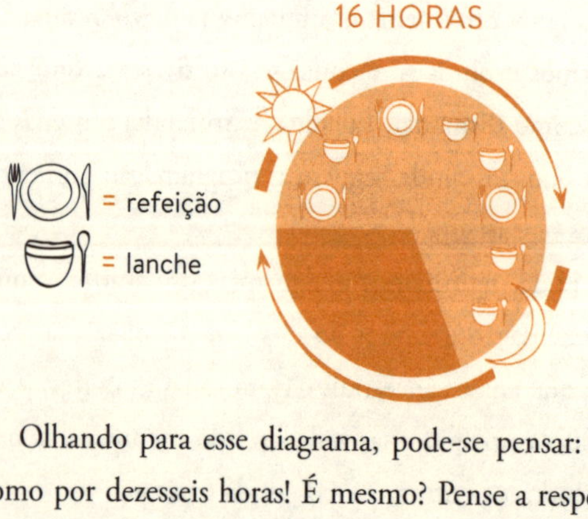

Olhando para esse diagrama, pode-se pensar: isso é ridículo, não como por dezesseis horas! É mesmo? Pense a respeito. E lembre-se de que tudo conta. Não é só porque não se trata de uma refeição que você não está comendo. Você faz um lanche enquanto vê TV antes de dormir? Termina sua taça de vinho uma hora antes de ir para a cama? Tudo isso conta. Agora que você notou que o período em que você se alimenta é generoso demais, é hora de começar a reduzi-lo.

PASSO 1: A JANELA DE DOZE HORAS

O primeiro passo verdadeiro da dieta de Buda é confinar sua alimentação em um período de doze horas por dia. Não se preocupe em mudar o que come ou quanto come: só coma dentro de um período de doze horas. A programação mais natural para a maior parte das pessoas é algo como das 7h às 19h ou das 8h às 20h, mas escolha a janela que funcionar melhor para você. Se você entra cedo no trabalho, talvez precise tomar café às 6h. Se acorda tarde, talvez deva começar sua alimentação às 10h ou 10h30 – mas tente não começar tarde demais. Há indícios de que comer tarde da noite pode ser problemático, em especial quando se está tentando perder peso.[3] Não entendemos os motivos exatos, mas talvez o corpo tenha mais dificuldade em lidar com um monte de calorias quando nosso metabolismo não opera em sincronia com nosso ritmo circadiano. (Isso é perigoso sobretudo se você trabalha à noite. Estudos recentes sugerem que trabalhar à noite e dormir de dia torna a perda de peso mais desafiadora,[4] em parte porque o corpo parece queimar calorias de maneira diferente quando se está dormindo durante o dia.)

Independentemente da janela que escolher, certifique-se de que termine de jantar (e de comer em geral, então nada de sobremesa, lanche ou o que for) no máximo doze horas depois do início do café da manhã, como mostra o diagrama:

12 HORAS

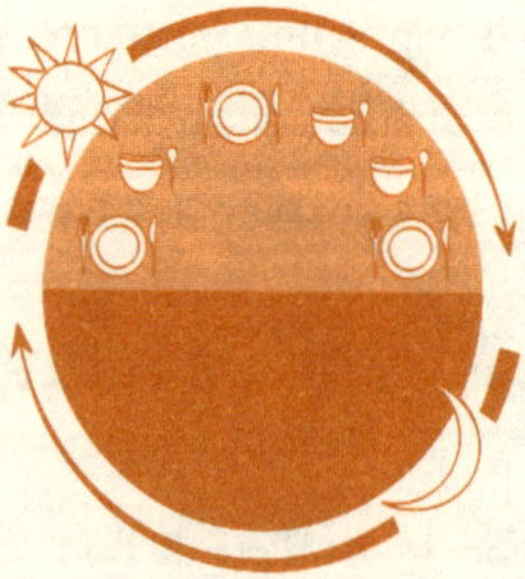

Tenha em mente que, embora lanches estejam inclusos no diagrama da janela de doze horas, eles não são *obrigatórios*. No entanto, é muito provável que você belisque durante esse horário – talvez até bastante. Mas quantas refeições e quantos lanches você faz cabe a você neste momento. Estamos focados em *quando*, não no *quanto* nem no *quê*. Muitas pessoas não precisam ajustar o horário de nenhuma refeição para que isso funcione, apenas cortar os lanchinhos durante a noite.

Uma coisa que você pode notar nesse passo é quanto costumava comer *depois* do jantar. No estudo com o aplicativo, participantes comiam mais de *um terço* de suas calorias diárias depois das 18h – e quase todas elas eram desnecessárias. Como os pesquisadores colocaram, em termos técnicos precisos, "a comida consumida depois das 18h36 excedeu a exigência de calorias para manutenção".[5] Seja pipoca enquanto vê um filme ou um drinque no sofá, você vai ficar surpreso com tudo o que consome à noite. Tudo isso precisa parar. (E, sim, bebida conta. Temos um capítulo inteiro a respeito mais para a frente.)

De muitas maneiras, esse primeiro passo é ao mesmo tempo o mais fácil e o mais difícil. É o mais fácil porque muitos de nós não precisam realocar nenhuma das refeições – ou só precisam mudar seu horário minimamente – para fazê-las caber em doze horas. Mas é difícil porque temos que prestar atenção a quando estamos comendo e nos treinar a parar completamente quando chegar o horário. Você provavelmente vai descobrir que muito do que comia depois do jantar não passava de calorias vazias, ou simplesmente porcaria. Quase ninguém prepara uma salada ou uma carne quando tem vontade de comer alguma coisinha às 23h – preferimos sorvete, batatinha ou qualquer coisa fácil, processada e muitas vezes pouco saudável. Um benefício colateral de limitar a janela alimentar é que você não vai recorrer tanto a esse tipo de alimento como antes. Talvez em algumas noites, no começo, você não consiga acreditar que vá sobreviver até a manhã seguinte sem um lanchinho. Mas vai.

Quanto tempo você deve se manter neste passo? Recomendamos permanecer em cada passo por duas semanas. Para alguns, duas semanas é muito agressivo. Isso pode ser especialmente verdade quando se tem responsabilidades com a família ou com o trabalho que precisarão ser ajustadas para que essa proposta funcione. *Só mude para o passo seguinte quando tiver ficado duas semanas neste com no máximo uma "escapada" por semana".* Se você demorar semanas para conseguir isso, tudo bem. Buda passou anos como um asceta errante antes de descobrir seu Caminho do Meio. Sucesso é mais importante que velocidade. Logo, tudo isso vai se tornar natural. Lembre-se de que você está estabelecendo novos padrões e um novo relógio alimentar.

Talvez você comece a perder peso assim que entrar no Passo 1 – de fato, quanto mais difícil este passo for para você, maior será a probabilidade de que ele o levará à perda de peso imediata. Embora a perda de peso em geral comece devagar, perder entre 225 gramas e 450 gramas por semana, seguindo a dieta de Buda, é uma meta realista, como vimos nos estudos mencionados no capítulo anterior. Pode não parecer muito, mas tenha em mente que se trata de um trabalho a longo prazo. Você estará criando uma mentalidade totalmente diferente no que se refere à comida, que vai lhe ser útil durante toda a vida. Mesmo mantendo 450 gramas por semana, você poderá perder nove quilos em um ano. (Temos todo um capítulo sobre se pesar a seguir.)

PASSO 2: A JANELA DE ONZE HORAS

O próximo passo começa a encurtar sua janela alimentar. Vamos começar reduzindo-a em uma hora, de modo que ela terá onze em vez de doze horas. Você pode escolher de onde prefere tirar essa hora. Para algumas pessoas, é mais fácil empurrar o café da manhã para mais tarde. Se você estava comendo das 7h às 19h, tente comer das 8h às 19h. Se você se exercita pela manhã, tome o café da manhã só depois. Se vai direto para o trabalho, talvez possa levar a comida com você e fazer um intervalo no meio da manhã, depois de ter se organizado. A princípio, você provavelmente vai ficar com fome de manhã, mas isso se deve mais ao hábito do que a uma necessidade biológica. A outra opção é tirar uma hora ao fim da janela, adiantando o jantar em uma hora. Em geral, é nesse sentido que vamos encurtar o dia alimentar, então começar *agora* pode ser uma prévia do próximo passo da dieta. A princípio, pode ser estranho cortar essa hora da sua programação alimentar. Mas você não vai morrer de forme. A menos que já seja incrivelmente magro, tem reservas mais do que suficiente para suportar a mais uma hora sem comer.

De novo, o objetivo é se manter neste passo por duas semanas antes de passar ao próximo. Ninguém é perfeito, e compreendemos que haverá escorregões de vez em quando. Há motivos para acreditar que um pouco de “deslize” na dieta é saudável. (Temos um capítulo a respeito mais para a frente.) Mas, se você está escapando mais de uma vez por semana, ainda não dominou o passo. Escapadas demais equivalem a comer de forma errática. E comer de forma errática significa que você está de volta ao Passo 0.

Assim que tiver sido bem-sucedido no Passo 2, seu relógio alimentar estará assim (presumindo que uma hora tenha sido tirada da noite):

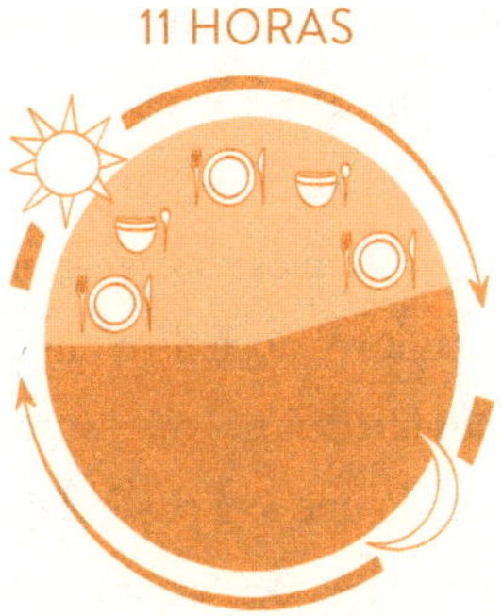

Note que algumas pessoas têm problemas médicos sérios que exigem que sua alimentação seja distribuída ao longo de mais de onze horas. Algumas pessoas têm enxaqueca se não comem assim que acordam. Outras precisam controlar com cuidado a quantidade de açúcar no sangue e fazer muitas pequenas refeições para mantê-la em um nível aceitável. Se você tem alguma condição que exija que coma em determinados momentos, precisa falar com seu médico antes de fazer qualquer mudança. Até Buda permitia exceções no caso de monges doentes.

PASSO 3: A JANELA DE DEZ HORAS

Agora você está pronto para levar as coisas um pouquinho adiante e reduzir sua alimentação a dez horas. Para fazer isso, você provavelmente vai precisar mudar o horário tanto do café quanto do jantar – e talvez até do almoço. Não recomendamos encurtar a janela cortando o café e comendo apenas das 12h às 22h, por exemplo. De novo, parece haver algo especialmente desafiador para nosso corpo na alimentação tarde da noite – em descompasso com nosso ritmo circadiano natural –, e muitas vezes é mais difícil fazer boas escolhas alimentares em horário avançado.* Então sua melhor opção é parar de comer mais cedo, em vez de começar tarde.

Você provavelmente vai descobrir que, com nossas refeições mais próximas umas das outras, não é mais necessário fazer lanchinhos como antes. Espremer três refeições em dez horas significa que o café e o jantar ficam a cerca de três horas do almoço. Isso diminui bastante a probabilidade de sentir fome nos intervalos – mas, se sentir, a próxima refeição já estará chegando, de modo que será possível esperar por ela.

A janela de dez horas pode ser desafiadora, sobretudo para quem estava acostumado a comer bastante fora desse horário. Ainda que os outros passos tenham sido relativamente fáceis, você pode levar mais de duas semanas para acertar neste. Não se preocupe muito com isso – você vai conseguir, assim como conseguiu com os outros. Talvez só leve um pouco mais de tempo.

Você talvez descubra que, muitas vezes, a janela de dez horas é particularmente difícil, – por exemplo, se você tiver que fazer hora extra no trabalho ou se precisar jantar mais tarde porque seu filho tem treino de futebol ou se precisar sair. Nesses casos, como você lida com a janela de dez horas? Na verdade, não é tão desafiador quanto pode parecer, e abordamos muitos desses obstáculos em capítulos posteriores. A verdade é: sua vida

* De novo, parece haver algo especialmente desafiador para nosso corpo na alimentação tarde da noite – em descompasso com nosso ritmo circadiano natural –, e muitas vezes é mais difícil fazer boas escolhas alimentares em horário avançado

nunca vai estar perfeitamente alinhada com nenhuma dieta. Você vai escorregar de vez em quando – todos escorregamos. Alguns deslizes não são o fim do mundo. Mas você ainda pode chegar à sua meta de perda de peso muito mais rápido, e de maneira muito mais prazerosa e consistente, se der o seu melhor para se ater à janela alimentar pelo máximo de dias possível. E, como nos outros passos, você precisará ter no máximo um deslize por semana por pelo menos duas semanas para poder seguir em frente.

Uma coisa que você pode fazer ao planejar seu horário é considerar como anda sua vida. Por exemplo, não é uma boa ideia começar essa dieta no fim do ano, quando as pessoas costumam comparecer a uma série de grandes jantares e festas, tarde da noite. O período de adaptação a uma nova rotina no trabalho tampouco é um bom momento para começar a dieta. Embora a dieta de Buda não seja nem de perto tão restritiva quanto outras (um Natal sem carboidratos pode ser muito deprimente), ainda é um compromisso a mais durante uma época movimentada e estressante, em que as programações alimentares com frequência são perturbadas.

Mas, quando você começar com a janela de dez horas, descobrirá que logo se ajustará a ela e, depois de um tempo, nem pensará na dieta, porque ela terá se tornado natural.

Isso nos deixa com uma janela alimentar assim:

10 HORAS

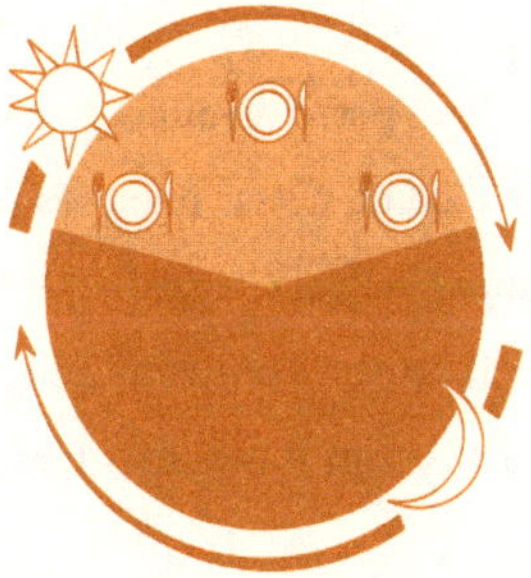

PASSO 4: A JANELA DE NOVE HORAS

No Passo 3, você deve ter notado perda de peso, sobretudo se antes comia em uma janela muito maior que a de dez horas. Se já está vendo bons resultados, talvez queira se manter com a mesma janela por mais algumas semanas para ver se a perda de peso se mantém em um ritmo que o satisfaça. No entanto, o objetivo desta dieta e a maneira de colher os melhores benefícios é reduzindo a janela alimentar a nove horas, de modo que sua programação fique assim:

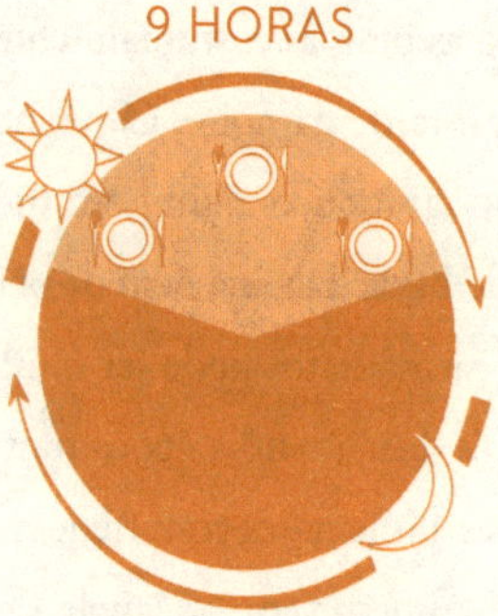

Uma coisa que você provavelmente descobrirá com uma janela alimentar de nove horas é que não vai sentir necessidade de comer tanto no jantar. Isso parece contraintuitivo – afinal, o sustento do jantar tem que durar quinze horas até o café da manhã! Mas você estará dormindo na maior parte do tempo, e seu corpo diminuirá o ritmo naturalmente. Como o jantar vai ficar mais perto do almoço, você não terá tanta fome. (É lógico que o que você come nessas refeições também afeta sua fome – o capítulo "O que comer" já vai chegar.)

O que quer que faça, resista à tentação de colocar mais comida no prato só por medo de ficar com fome mais tarde. Você não é um urso prestes a hibernar – um bom café te espera na manhã seguinte. Coma apenas o que sente que precisa agora e a fome com que estava preocupado talvez nunca chegue.

Outra coisa boa de uma janela alimentar de nove horas é que sobra menos espaço para o erro. Apesar das suas boas intenções, talvez você não consiga preparar e comer o jantar a tempo. Ou você pode ter uma reunião logo cedo e precisará tomar o café da manhã antes de ir para o trabalho. Talvez você passe o dia inteiro em casa por causa de um filho doente e só precise sobreviver à confusão. Se você sair um pouquinho do horário com essa programação, ainda ficará com uma janela alimentar de dez horas – o que provavelmente será uma grande melhora em relação a seus antigos hábitos alimentares.

Assim que tiver uma janela alimentar de nove horas, você já estará fazendo a dieta de Buda. Parabéns, você conseguiu. Você é o que Buda chamaria de *sottapana*, literalmente uma pessoa que entra no rio. Agora é só uma questão de tempo até alcançar seu objetivo de perda de peso.

Além disso, você terá mudado seus hábitos alimentares. Para sempre. É o fim da comilança desatenta à noite. É o fim dos lanchinhos ao longo do dia para combater o tédio e o estresse. Sua mente terá passado por uma mudança tanto quanto seu corpo. Isso vai se transformar em mais disciplina, escolhas mais seletivas e uma atenção plena durante a alimentação. Conforme a hora de comer e as coisas que você come ganham maior importância, vai ficando mais fácil se afastar para sempre da selvageria alimentar de sua antiga vida.

Existem pessoas que defendem janelas alimentares ainda menores que a de nove horas. Um livro recente sugere seis,[6] e alguns estudos foram feitos permitindo que seus participantes tivessem apenas uma refeição ao dia.[7] Também há os monges de verdade, que só comem entre o nascer do sol e o meio-dia. Mas, no espírito do Caminho do Meio, acreditamos que uma janela de nove horas representa o equilíbrio. É uma mudança, e como tal apresenta alguns obstáculos que serão abordados na próxima parte do livro. Ao mesmo tempo, é plenamente possível. Tomar o café um pouco mais tarde e jantar mais cedo não é *tão* difícil. Antes da era moderna, todo mundo fazia assim. De modo que você também pode fazer.

CAPÍTULO 5

Quanto Buda pesava?

QUAL ERA O PESO DE BUDA? NÃO TEMOS IDEIA. ELE MESMO NÃO SABIA. Embora balanças simples tenham existido praticamente desde sempre, eram utilizadas sobretudo para o comércio. Como alguém que começou a vida como príncipe e terminou como monge, Buda nunca deve ter comprado ou vendido alguma coisa em sua vida.

É provável que ninguém se preocupasse muito com o próprio peso até os tempos modernos. Ninguém nem *podia* se preocupar muito até as balanças de ponteiro aparecerem nas farmácias e mercearias, no fim do século XIX.[1] Balanças menores para banheiro surgiram algumas décadas depois.[2] Logo, todo mundo queria saber quanto pesava.

Não queremos que você fique obcecado com o número que aparece na balança. Seu peso não é quanto você vale. Mas, se você ainda não se pesa com regularidade, deve começar a fazer isso agora. Na verdade, você deveria se pesar *todos os dias*.

E por que isso? Bem, seu objetivo é eliminar tantas variáveis quanto possível. Seu peso flutua a cada dia e a cada hora, esteja você querendo perder peso ou não. O copo de café grande das cafeterias americanas pesa quase quinhentos gramas. Se você se pesar um dia antes de tomar o café e outro dia depois, adivinha o que vai acontecer. Vai dar diferença. Seu café da manhã, suas roupas, seu celular – tudo isso pesa. E, se você está tentando chegar a uma perda de 225 gramas por semana, isso é só um pouco mais que trinta gramas por dia – bem menos que o iPhone que você pode ter se esquecido de tirar do bolso. Se você sempre dorme com o mesmo pijama, pode se pesar com ele, caso prefira. Mas duas camisetas distintas podem ter uma diferença de peso de vários gramas, ainda que supostamente sejam do mesmo tamanho. Então, suba na mesma balança no mesmo horário todos os dias, usando as mesmas roupas (ou sem roupa). É simples assim.

Qual é o melhor horário para se pesar? Logo depois que você acorda é uma boa opção, e fica fácil de lembrar. Se você é do tipo que vai logo para o banheiro de qualquer maneira, já se pese. Antes do banho está ótimo, porque você já terá que tirar a roupa – desde que você sempre tome banho no mesmo horário, de preferência antes do café da manhã. Mas, se suas manhãs já são corridas e imprevisíveis demais, apenas se pesar assim que acorda funciona muito bem.

E para que se pesar tanto? É simples: há inúmeras evidências de que se pesar regularmente ajuda na perda de peso. Uma pesquisa recente envolvendo dezessete estudos científicos de monitoramento e manutenção de peso apontou que se pesar sozinho se provou útil em todos.[3] Em um estudo de dois anos, adultos que se pesaram todos os dias perderam peso, enquanto os que se pesaram só uma vez ao mês ganharam peso.[4] É lógico que subir e descer da balança não queima calorias por si só, mas ao acompanhar seu peso você tem consciência de como sua dieta e sua vida impactam seu corpo.

Isso é essencial. Uma grande parte da dieta de Buda consiste em aprender como seu ritmo alimentar diário impacta seu peso. Sem se pesar, você perde dados vitais que ajudariam a fazer essas conexões. Há quem diga que se pesar o tempo todo pode deixar as pessoas deprimidas ou fazer com que percam a motivação, mas estudos mais recentes não mostram nenhuma evidência nesse sentido.[5] Como um estudo colocou, a pesagem diária permite que você "identifique e reverta pequenos ganhos de peso" ao longo do caminho, de modo que possa se manter na linha.[6]

Para alguns, isso pode parecer meio obsessivo. Todos os dias? Por acaso é um número que nos define? Evidente que não. Quando tiver chegado a seu objetivo e conseguir manter sua janela alimentar sem nenhum problema, você poderá se pesar com uma frequência bem menor. (Temos um capítulo sobre a fase de manutenção de peso mais adiante no livro.) Talvez você ganhe alguns quilinhos em meio às festas de fim de ano (é muito difícil não comer depois de determinado horário quando à sua volta estão todos comendo e celebrando), mas com a dieta de Buda você pode voltar aos trilhos com facilidade – o que vai acontecer naturalmente assim que as festas tiverem terminado. Os altos e baixos diários não vão importar tanto.

Nosso peso pode nos dar pistas cruciais. Os médicos sabem disso, lógico. Com frequência, a primeira coisa que o paciente faz em um consultório é subir na balança. Pode parecer algo simples, mas esse número pode dar ao médico uma noção do que está acontecendo. Você ganhou peso nas últimas três consultas? Talvez isso se deva a mais do que um problema de excesso – talvez seja uma questão médica. Ou talvez seja o contrário, você está perdendo peso – o bastante para seu médico se perguntar se não há nada mais grave acontecendo, algo físico ou emocional.

Assim como o médico pode querer saber sua pressão arterial, seu nível de colesterol e outros indicadores vitais, seu peso pode ser um dado importante. Independentemente de qual seja, esse número não faz de você uma boa ou uma má pessoa, alguém fraco ou forte. É só um número que pode levar você a um *insight* – *insight* que você pode usar para refinar e aperfeiçoar a dieta de Buda.

Pesar-se todos os dias é um modo de assumir o controle da sua dieta e da sua saúde. Assim como Buda queria provas que pudesse ver com os próprios olhos, esse ritual diário vai ajudar você a reunir informações acerca do que está e do que não está funcionando. Aqueles dois dias com escapadas prejudicaram muito você ou não fizeram diferença? Cortar meia hora da sua janela alimentar ajudou a perder um pouco mais de um dia para o outro? Você não vai ter como saber se não subir na balança.

Como em tantas outras coisas na dieta de Buda, o truque é prestar atenção no seu peso, *mas não atenção demais*. Ainda que você seja muito consistente com seu ritual, por certo haverá alterações para cima e para baixo que não necessariamente significam alguma coisa. Nosso peso não é constante. O importante é focar em padrões que se prolongam por alguns dias, ou até mesmo semanas. O jeito mais fácil de fazer isso é com uma balança conectada a um celular ou *tablet*. Pode parecer exagero, mas assim você terá um bom gráfico mostrando seu peso ao longo do tempo, permitindo que você veja as coisas a longo prazo. Se não quiser gastar muito, há uma série de aplicativos capazes de fornecer os mesmos gráficos e médias conforme você insere seu peso diário manualmente. Caso se sinta à vontade, esses aplicativos permitem, inclusive, que você compartilhe seus dados com um ou dois amigos, para um motivar o outro a correr atrás de seu objetivo. Independentemente das ferramentas disponíveis, não foque *demais* no peso de um dia. Foque nas tendências que se espalham por dias ou semanas, e logo se verá se aproximando de sua meta.

Embora a maior parte de nós, hoje, prefira se pesar sozinho, as balanças públicas ainda podem ser encontradas em alguns lugares. Há várias antigas no Jardim de Luxemburgo, em Paris. As originais tinham um lema simples gravado, que pode ser traduzido mais ou menos assim: "Aquele que se pesa sempre se conhece bem. Aquele que se conhece bem, vive bem".[7]

Certamente é possível viver bem sem saber seu peso. Mas rastreá-lo de fato ajuda você a se conhecer melhor. Ensina como seu corpo responde à comida e coloca você no controle desse relacionamento.

CAPÍTULO 6

O que comer

HÁ UMA ENORME VARIEDADE NA ALIMENTAÇÃO DAS PESSOAS AO REDOR do mundo. Existem dietas baseadas quase exclusivamente em carne e dietas vegetarianas estritas. Há ainda culturas que consomem principalmente proteína, ou gordura, ou grãos. E há cozinhas baseadas em arroz, em trigo, em milho ou em batatas. Também há uma enorme variação na quantidade de comida que as pessoas consomem. Uma pesquisa de dietas no mundo todo registrou pessoas comuns comendo de oitocentas a 12.300 calorias por dia![1]

Pode haver diferenças biológicas entre essas populações – alguns grupos, como os tibetanos, podem ter ficado geneticamente isolados por tanto tempo que seu metabolismo se desenvolveu de uma maneira um pouco diferente do das pessoas no resto do mundo. Mas o principal é que seres humanos parecem capazes de sobreviver e prosperar com uma enorme variedade de alimentos.

Não há regras definitivas sobre o que comer na dieta de Buda. O mais importante é escolher o que você goste e que te satisfaça. O maior problema com dietas restritivas não é que elas não funcionem, mas que quase ninguém consiga segui-las. Uma dieta que te deixa infeliz não vai durar muito.

Como expliquei antes, o próprio Buda não forneceu muitas informações quanto ao que deveríamos comer. Como todos os monges, ele comia basicamente o que os locais lhe ofereciam. Há algumas indicações para não *pedir* comidas refinadas, mas monges podiam aceitá-las se lhes fossem dadas livremente. Monges eram desencorajados a aceitar mais comida do que precisavam ou a dispô-las em sua tigela de modo a parecer que não tinham o bastante. O único rótulo alimentar que se pode colocar em Buda é "locávoro", uma vez que tudo o que comia vinha de sua ronda diária de esmolas, que ele fazia a pé.

Não é que os indianos não fossem exigentes no que se referia à comida. Como acontece ainda hoje, na época de Buda brâmanes devotados seguiam regras complexas envolvendo o comer e o beber. Eles eram vegetarianos inveterados, que também evitavam ovos, cebola e alho. Também se abstinham de comer cogumelos, acreditando serem alimentos "impuros" porque cresciam no esterco (o que soa bastante nojento, quando se pensa a respeito). Havia outras dietas ainda mais restritas, inclusive algumas que proibiam comer qualquer coisa amanhecida ou passada, ou com o sabor ou a textura errados. E havia regras rigorosas quanto a que castas podiam aceitar alimentos de outras castas, algo de que Buda não gostava nem um pouco. (Ele extinguiu toda a distinção de castas entre seus seguidores.)

Buda talvez estivesse reagindo a essas dietas mirabolantes quando decretou que os monges só deviam comer o que lhes fosse dado. Ele provavelmente ficaria horrorizado com tantas dietas restritivas que temos: sem carboidratos, sem glúten, paleolítica e todo o resto. Ele não queria que seus seguidores se preocupassem muito com o que comiam. Queria que eles tratassem a comida como o sustento vital que ela proporciona, apenas isso.

Nosso conselho, portanto, está menos relacionado a comidas *boas* ou *ruins* e mais à *utilidade* delas. Já falamos sobre o papel do açúcar na obesidade no capítulo "Por que engordamos?", então não será nenhuma surpresa nossa recomendação de que seu consumo seja limitado. O maior problema com o açúcar na dieta de Buda é que ele te deixa com fome. Há um motivo pelo qual é tão difícil comer só uma bolacha, ou só uma colherada de sorvete. Açúcar libera insulina, e insulina faz com que você queira mais açúcar. Não é tanto que o açúcar não seja saudável, é mais uma questão de que ele *não ajuda* na alimentação.

É lógico que, para muitos de nós, é muito difícil diminuir a quantidade de açúcar ingerida. Cientistas descobriram que nossa busca geral pelo doce é "tão inata quanto universal". No entanto, nossa busca por doçura em alimentos específicos pode mudar com o tempo.[2] Pesquisadores sensoriais descobriram que cada um de nós tem um ponto ótimo, "a quantidade precisa de doçura – nem mais nem menos – que torna a comida e a bebida mais agradáveis".[3] Mas esse ponto muda com o tempo. Por exemplo, quando pesquisadores prepararam misturas com diferentes concentrações de açúcar em água, descobriram que crianças e adolescentes preferiam soluções mais doces que adultos.[4]

Como discutimos antes, a má notícia relacionada ao açúcar é que, quanto mais você consome, mais você quer. Nosso corpo se habitua ao sabor doce do mesmo jeito que às drogas, de modo que logo é necessário uma dose maior para obter a mesma resposta.[5] Muitos de nós se viciaram em todo o açúcar adicionado em nossa dieta.

A boa notícia é que é possível reverter a situação: com o tempo, quanto menos açúcar consumimos, menos queremos. Seu ponto ótimo cai, e você vai perceber que é preciso muito menos açúcar para desfrutar da comida e da bebida tanto quanto antes. Tente colocar metade da quantidade de açúcar que colocava no café ou no chá por algumas semanas. Logo a bebida do jeito que você tomava antes vai parecer doce demais.

De modo similar, muitos temperos, que hoje nos parecem comuns, séculos atrás ou eram desconhecidos da maior parte do mundo ou eram luxos absolutos. A pimenta-do-reino é nativa do sul e do Sudeste Asiático e tinha que ser transportada de navio pelo Oceano Índico para chegar à Europa. Não era um processo barato. Até o sal era caro para quem não vivia perto do mar podendo extraí-lo. Impérios inteiros surgiram na Europa em decorrência do comércio do sal. Evoluímos em uma época em que os sabores eram escassos e não havia problema em comer tanto quanto possível quando se encontrava algo gostoso. Então não é surpresa que nosso corpo nem sempre responda de maneira saudável à realidade moderna da abundância.

Todos temos uma lista de coisas que não conseguimos parar de comer, mesmo que não tenhamos fome. Preste atenção a como você responde a diferentes comidas. Alimentos processados são os piores, porque foram criados para viciar. Um estudo da Universidade de Michigan perguntou a quase quatrocentos voluntários que comidas associavam com o comportamento clássico de viciados – como não ser capaz de parar, usufruir apesar de saber das consequências negativas e desencadear sintomas de abstinência.[6] Os sete primeiros itens da lista foram: pizza, chocolate, batatinha de pacote, bolacha, sorvete, batata frita e hambúrguer – todos comidas processadas. (Se essa lista não te deixa com fome, talvez você nem precise deste livro.) No fim da lista ficaram a cenoura e o pepino. Como o pesquisador resume: "um alimento não processado, como uma maçã, tem uma propensão muito menor a despertar um vício que o alimento altamente processado, como uma bolacha", ainda que ambos contenham açúcar. Na bolacha, o açúcar é combinado com gordura, de modo que ele cai na nossa corrente sanguínea muito mais rapidamente do que no caso de uma fruta, o que transforma um ingrediente natural em uma droga de fato.

Para a maioria de nós, isso quer dizer que, se nossa última refeição do dia é um pacote de batatinhas, estamos atrás de problemas. Primeiro, provavelmente vamos comer mais do que deveríamos – talvez o pacote inteiro, talvez até outro, se houver mais um disponível. Segundo, mesmo que consigamos parar, vamos ficar com fome de novo logo mais, porque nosso corpo vai digerir todo o amido depressa e em seguida vai pedir mais. Esperar até o café da manhã para comer vai ser mais difícil.

Conforme você embarcar na dieta de Buda, vai aprender os truques e as peculiaridades de seu próprio corpo. Para a maior parte das pessoas, a proteína satisfaz mais que carboidratos simples.[7] A gordura tem propriedades similares. Em um estudo, quando os participantes adicionaram mais gordura à alimentação (sem alterar o total de calorias), naturalmente atrasaram sua próxima refeição em mais de meia hora.[8] Isso porque a gordura os manteve satisfeitos por mais tempo. De modo similar, grãos integrais e fibras parecem nos deixar mais satisfeitos do que farinha refinada e amido. Em outro estudo, pessoas cujo almoço era rico em fibras relataram sentir menos fome duas ou três horas depois, de modo que esses alimentos podem implicar beliscar menos.[9] Na dieta de Buda, escolher grãos integrais em vez de carboidratos refinados vai te deixar mais satisfeito e menos propenso a deslizes.

Essas linhas gerais para refeições se aplicam aos lanches também – aqueles com alto teor proteico são os melhores para combater a fome, e aqueles com alto teor de carboidratos são os piores.[10] Outra coisa para ter em mente: não faça um lanche se não tiver fome. Isso pode parecer óbvio, mas pesquisadores demonstraram que fazer um lanche quando não se tem fome não tem nenhum efeito no quanto se vai comer na próxima refeição.[11] Embora alguns afirmem que fazer várias refeições pequenas ajuda a dieta, estudos controlados modernos descobriram o contrário: que comer menos vezes costuma levar a um "melhor controle do peso corporal no longo prazo".[12] Beliscar sem prestar atenção durante o dia é contraprodutivo. Você vai continuar comendo a mesma quantidade no almoço e no jantar, e as calorias a mais não vão te fazer bem.

E quanto às bebidas? Temos um capítulo separado a respeito mais para a frente, mas o conselho básico é: em geral, é melhor comer as calorias que as beber, em grande parte porque comida sólida satisfaz mais do que líquida.[13] E quando ingerimos bebidas adoçadas em geral não compensamos isso comendo menos depois, de modo que acabamos com mais calorias totais no dia sem nenhum benefício real.

Embora a verdadeira desnutrição seja rara em países desenvolvidos, há algumas coisas em que devemos prestar atenção. Precisamos de cálcio para ter ossos saudáveis, e muitas pessoas não ingerem cálcio o bastante, em especial as mulheres. Vegetais verdes, como brócolis e couve, são ricos em cálcio, mas as melhores fontes desse nutriente são laticínios como leite, queijo e iogurte, ou suplementos. Vitaminas são vitais para um corpo saudável e podem ser encontradas em frutas e vegetais. Se você achar que não é o bastante, tomar um multivitamínico diariamente pode te deixar mais tranquilo.

O que tudo isso quer dizer quanto à última dieta da moda de que você ouviu falar? Você precisa comer mais couve? Ou semente de linhaça? Precisa se encher de antioxidantes? Ou ômega-3? A verdade é que qualquer pessoa que responda a essas questões de maneira definitiva provavelmente estará exagerando as comprovações. O motivo pelo qual nem mesmo os melhores cientistas concordam com isso é que os efeitos da maior parte das substâncias são pequenos, sutis. Alguns dados sugerem que antioxidantes fazem bem.[14] Outros sugerem que fazem mal.[15] Mas, se fizessem *muito* bem ou *muito* mal, não seria tão difícil provar. Em uma pesquisa com ingredientes escolhidos aleatoriamente com base em um livro de culinária americano, cientistas descobriram que 80% haviam sido estudados quanto a risco de câncer, com 39% supostamente aumentando os riscos e 33% supostamente reduzindo. No entanto, também foi descoberto que essas conclusões eram amplamente baseadas em "evidências estatísticas fracas". Os pesquisadores ainda observaram: "Testes randômicos falharam de maneira repetida em encontrar efeitos no tratamento com nutrientes com que estudos observacionais tinham antes proposto fortes associações".[16] Na ciência, tanto quanto na caça ao tesouro, é muito mais fácil encontrar coisas grandes do que pequenas. Qualquer que seja o efeito de muitos desses alimentos, provavelmente ele é tão pequeno que fica até difícil mensurar.

Se tiver vontade de comer mais couve, ou se comer mais couve parece fazer com que você se sinta melhor, faça isso. Mas se não suporta linhaça, não deixe ninguém te convencer de que essa semente é parte necessária de uma dieta saudável. Se você come uma variedade de alimentos de que gosta, se você se sente satisfeito entre as refeições, se você se mantém na sua programação todos os dias, está se saindo muito bem. E se você já está fazendo a dieta paleolítica ou cortou o glúten e está adorando, não há necessidade de parar. Pode continuar seguindo essas dietas se funciona para você, desde que restrinja a janela alimentar. (Se você é a favor de comer como um homem das cavernas, como os defensores da dieta paleolítica, lembre-se de que nossos ancestrais não podiam fazer um lanchinho à luz da lua. De modo que não há problema algum em fazer a dieta de Buda junto com a paleolítica.)

Um importante benefício da dieta de Buda é fazer suas refeições em um momento do dia em que a probabilidade de fazer boas escolhas alimentares é maior. É mais comum comer um pote inteiro de sorvete à meia-noite do que ao meio-dia – pesquisadores apontam que quase 70% de todo o sorvete é consumido depois das 18h.[17] Quando estamos cansados, ao fim de um longo dia, ficamos vulneráveis a todo tipo de sentimentos e decisões ruins. E podemos não ter tempo de preparar algo saudável, apesar de nossas boas intenções. Com a dieta de Buda, passamos por cima das tentações, restringindo a alimentação a um horário em que nos saímos melhor.

Um último comentário: não é preciso cortar toda a comida que não é saudável – e não há garantias de que nunca mais tocar em uma batata frita vai resolver todos os seus problemas. Um estudo recente aponta que pessoas em todas as categorias de peso consomem *fast-food*, refrigerante e doce.[18] Diminua a quantidade desses itens, mas mantenha o foco na janela alimentar.

O mais importante é ouvir seu corpo. Conforme você se ativer por mais tempo à dieta de Buda, irá gravitar naturalmente para refeições saudáveis baseadas em proteína, gordura e grãos com alto teor de fibra, que não te deixam sempre pensando na próxima refeição. Agora que você não pode mais comer a qualquer hora, suas escolhas alimentares vão se tornar menos imprudentes e mais sensatas.

CAPÍTULO 7

Carne ou batata?

COMO MENCIONAMOS NO CAPÍTULO "SOBRE RATOS E MONGES", Buda não era vegetariano. Ele e seus monges comiam o que quer que os locais lhes oferecessem, o que muitas vezes incluía carne. Mesmo hoje, a maior parte dos budistas come carne, ainda que alguns não comam, lógico. Mas os países com as tradições budistas mais antigas, como Tailândia e Sri Lanka, tendem a ter menos vegetarianos. O vegetarianismo não parece ter se tornado parte do budismo até que a religião chegou à China, séculos depois da morte de Buda.[1]

Isso não significa que Buda não se importava com os animais. Ele proibiu os monges de abater a carne que comeriam ou de pedir que alguém o fizesse em seu lugar. Ele também proibiu os monges de cultivar, porque o mero trabalho do solo inevitavelmente resulta na morte de inúmeros pequenos seres.[2] Este foi um dos maiores *insights* de Buda: toda vida envolve morte.

Não é que o vegetarianismo não tivesse sido discutido. Em uma história, seu primo Devadatta sugere que Buda proíba os monges de comer carne.[3] É preciso evidenciar que Devadatta gostava de causar,* e costuma-se imaginar que ele só fez a sugestão de banir a carne para parecer mais piedoso que Buda. "Quem vier a comer peixe ou carne", ele argumentou, "será manchado pelo pecado." Mas Buda discordava. "Peixe e carne são puros", ele insistiu, desde que não fossem "vistos, ouvidos ou suspeitados" de terem sido mortos explicitamente pelos monges. No entanto, o mero fato de Devadatta pensar que sugerir o vegetarianismo poderia transformá-lo no queridinho do mestre mostra que era visto como algo positivo e sagrado desde aquela época.

Atualmente, as questões de saúde envolvendo a proteína animal são complicadas e controversas. Por muitos anos, nutricionistas recomendaram fortemente limitar o consumo de gordura saturada, que a maior parte das fontes de proteína animal contém em abundância. Mas muitos hoje sentem que se tratou de um erro e que não há evidências suficientes que deponham contra a gordura saturada.[4] Assim, por si só, a gordura saturada talvez não seja motivo para evitar comer carne.

Todas as questões que dificultam o estudo de dieta e perda de peso operam de maneira similar quando se trata do estudo de dieta e saúde. Não podemos fazer um estudo duplo-cego com vegetarianos e carnívoros, porque as pessoas sabem se estão comendo carne ou não. (Os hambúrgueres vegetarianos estão melhorando, mas não tanto assim.) Nem podemos estudar o tema em animais, uma vez que não temos certeza de que nosso corpo responderia da mesma maneira que o deles. Pior ainda: a maior parte dos efeitos de saúde da dieta vegetariana tem maior propensão de aparecer

* Na verdade, ele causava muito. Ele tentou matar Buda mais de uma vez. Mas seu primo era afeito a perdoar, e o manteve por perto. Lembre-se disso da próxima vez que se irritar com sua família.

no longuíssimo prazo. Talvez seja possível convencer alguns voluntários a ser vegetarianos por alguns meses ou até mesmo um ano, mas, quando se trata de saúde, mudanças podem durar décadas para ser notadas.

Ainda assim, podemos dizer com certeza que, quando investigamos a população de modo geral, vegetarianos parecem ser mais saudáveis do que carnívoros. O risco de doenças cardíacas entre eles é significativamente menor.[5] A lista de benefícios para a saúde é longa, incluindo pressão mais baixa, menor incidência de cálculo na vesícula biliar, de diabetes e de demência.[6] Um estudo dos anos 1980 descobriu que adultos vegetarianos acompanhados por doze anos tinham metade da propensão a morrer *por qualquer motivo* que a população em geral.[7] E, se isso não for o bastante, vegetarianos tendem a ser mais magros.[8]

O que talvez seja mais importante é que entre os vegetarianos parece haver menor incidência de câncer.[9] A associação entre comer carne e câncer é tão forte e as provas são tão consistentes que a Agência Internacional de Pesquisa em Câncer, uma divisão da Organização Mundial da Saúde, concluiu recentemente que comer carne processada (especificamente "carne que foi salgada, curada, fermentada [ou] defumada" – como salsicha e *bacon*) definitivamente causa câncer colorretal, enquanto comer carne vermelha comum ("músculos de mamífero não processado", se quiser o termo mais nojento) "provavelmente" causa câncer colorretal.

É possível que vegetarianos apenas sejam mais conscientes de questões relativas à saúde. Talvez pessoas que se dão ao trabalho de evitar carne também façam outras boas escolhas em sua vida ou se preocupem mais com o que estão comendo do que a população em geral. É possível ser um vegetariano que só come pizza e sorvete, mas parece que a maior parte das pessoas não faz essa opção (por mais tentadora que seja). Mas mesmo essa última esperança de quem come carne parece cada vez menos provável conforme cientistas revelam gradualmente de que maneiras comer carne parece prejudicar nosso corpo.[10]

A preocupação de que vegetarianos talvez não ingerissem proteína o bastante costumava ser comum, mas ela já não é tão séria. A posição oficial da Associação Dietética Americana é de que "a proteína das plantas atende às nossas exigências proteicas quando uma variedade de vegetais é consumida e as necessidades energéticas são supridas".[11] Em outras palavras, se você está consumindo calorias o bastante, provavelmente também está consumindo proteínas o bastante, seja ou não vegetariano. Muito tempo atrás, algumas pessoas insistiam que era preciso comer certa combinações de grãos – como feijão e milho, ou soja e arroz – para obter proteínas "completas", e isso é algo que até hoje se ouve. Mas, em 1994, especialistas já tinham apontado que se tratava de um mito,[12] esse conceito deixou de ser mencionado nas diretrizes nutricionais mais recentes do órgão que controla a segurança alimentar nos Estados Unidos, a FDA.[13]

Se os budistas abraçaram o vegetarianismo em alguns países, não foi por causa dos benefícios à saúde. Esses budistas sentem que não comendo carne honram o alerta de Buda para valorizar toda vida. Eles não querem que os animais sofram e morram sem necessidade. Buda sem dúvida gostaria disso. Há muitas histórias que demonstram sua bondade para com os animais – inclusive uma série de histórias sobre vidas passadas em que ele próprio era um animal. Em uma, Buda renasce como um cervo. Quando um caçador de alguma maneira reconhece sua grandeza e se propõe a salvar sua vida, o cervo Buda insiste que só vai aceitar sua misericórdia se todo o seu bando for poupado (com o que o caçador concorda). Em outra, Buda renasce como um peixe e se recusa a comer outro peixe.[14]

Hoje, muitos vegetarianos também citam os custos ambientais de se criar animais para o abate. A indústria da carne é responsável por muito mais emissões de carbono do que o cultivo de vegetais.[15] É diferente com cada tipo de carne, mas a bovina, por exemplo, gera treze vezes mais carbono a cada 450 gramas que o equivalente em proteína vegetal.

No entanto, apesar de tudo isso, a maior parte das pessoas come carne e provavelmente não vai deixar de comer em breve. Uma pesquisa de opinião pública da Gallup, feita em 2012, revelou que apenas 5% dos americanos se consideram vegetarianos, e apenas 2% se consideram veganos.[16] De modo que você provavelmente não é vegetariano e não vai deixar de comer carne depois de ler este capítulo.

Mas não se trata de uma questão de ou tudo ou nada. O estudo sobre doenças cardíacas, por exemplo, mostrou que vegetarianos tinham 34% menos riscos de saúde do que pessoas que comiam carne regularmente – mas pessoas que comiam carne de modo ocasional tinham 20% menos riscos de saúde que pessoas que comiam carne com regularidade. Então é possível obter a maior parte dos benefícios só reduzindo o consumo de carne, sem precisar eliminá-la por completo da sua dieta. E muitos dos benefícios de uma dieta vegetariana que não são relacionados à saúde também são proporcionais ao consumo. Comer menos carne envolve menos sofrimento animal e menos danos ao meio ambiente. Um estudo descobriu que comer um hambúrguer a menos por semana equivale a, em um ano, dirigir um carro típico por 500 quilômetros a menos. A criação de animais de acordo com métodos orgânicos, responsáveis e baseados na alimentação por pasto também parece ser menos prejudicial ao meio ambiente[17] – além de causar menos sofrimento.

Você também pode escolher a carne que consome de modo a minimizar seu impacto. As carnes de cordeiro, bovina e suína parecem causar os maiores danos ambientais e produzir mais gases causadores do efeito estufa (e, honestamente, a produção de queijo não é muito melhor). A carne de frango é significativamente melhor – mas os animais são menores, de modo que envolve muito mais animais do que, vamos dizer, gado. Peixe também é muito bom, embora as variedades de cativeiro (como a maior parte do salmão) causem maior impacto no ambiente e, às vezes, carreguem quantidades preocupantes de mercúrio e outras toxinas.

No fim das contas, é preciso encontrar seu Caminho do Meio. Alguns de vocês já são vegetarianos ou talvez venham pensando em cortar o consumo de carne. Bom para vocês. Outros nem conseguem imaginar dar esse passo. A dieta de Buda não exige que você pare de comer carne, queijo ou qualquer coisa de que gosta. A única regra rígida é prestar atenção no que se come, no impacto que tem em você e no mundo à sua volta.

CAPÍTULO 8

O uísque de Buda

BEBIDAS ALCOÓLICAS SÃO UM ASSUNTO COMPLICADO. BUDA NÃO BEbia – nada, nunca, nem um pouco. Em suas regras para monges e até mesmo aprendizes, "bebidas intoxicantes" eram totalmente proibidas. Esse é um dos poucos pontos em que Buda foi bastante exigente na questão alimentar. Ele também foi bastante específico quanto aos males do álcool, destacando seis graves perigos: "diminuir a riqueza, aumentar as discussões, causar uma série de doenças, trazer má reputação, expor o próprio corpo e enfraquecer o intelecto".[1] Mesmo naquela época, Buda sabia a que uma noite de margaritas poderia levar. E, sim, ele mencionou "expor o próprio corpo". As tradições alcoólicas são mais antigas do que seria de imaginar.

Isso não significa necessariamente que *você* não deve beber. Buda também era celibatário ao extremo, o que não significa que você deva se abster de sexo.* Mas há algumas coisas que se deve considerar quando se trata de bebidas alcoólicas.

Em primeiro lugar: *beber conta*. Muitas bebidas têm um monte de

* O que significa ser celibatário *ao extremo*? Ele não fazia sexo nem consigo mesmo.

carboidratos, que logo se tornam açúcares simples. E o álcool em si vai direto para a mitocôndria ser metabolizado,[2] contribuindo para a sobrecarga dessas pequenas fábricas celulares. Beber fora da sua janela acaba com o propósito da dieta de Buda. É melhor comer um *sundae* de uma vez.

Em segundo lugar: em muita gente, o álcool dá fome. Inúmeros estudos demonstraram que as pessoas comem mais depois de uma bebida.[3] Você começa com uma cerveja e, quando vê, tem uma tigela de batatinhas na mão. Pega um queijo e torradas para acompanhar aquela taça de vinho. Ou vai direto para o pote de sorvete. Logo, está bebendo *e* tomando um *sundae*. E a dieta já era.

Em terceiro lugar: o álcool de fato atrapalha nosso julgamento. Provavelmente era por isso que Buda não gostava dele. E Buda *realmente* não gostava. Uma vez, ele disse que, se "repetidamente buscado", o álcool levaria a renascer no inferno, e não tem nada pior que isso.[4]

Qualquer dieta exige reserva. Comer além da conta não é a pior coisa que você pode fazer quando alcoolizado, mas é a mais comum. Fica difícil fazer boas escolhas depois de alguns drinques. Então, mesmo durante sua janela alimentar, é melhor ser cuidadoso.

Finalmente, até para o mais abstêmio de nós, o álcool com frequência faz parte de celebrações importantes. E essas celebrações não terminam necessariamente entre 18h e 19h, ou quando quer que sua janela alimentar se feche – pelo menos não as melhores. Isso torna ainda mais difícil se manter na dieta. Você pode limitar o álcool a essas ocasiões especiais. É muito mais difícil recusar uma taça de champanhe para um brinde de aniversário do que em uma terça-feira à noite qualquer. Você pode fazer dessas celebrações tarde da noite a sua escapada da semana. (Teremos um capítulo sobre escapadas logo mais.)

Tendo dito tudo isso, há motivos para acreditar que beber de maneira moderada pode ser saudável – ou pelos menos no caso do vinho e de outras bebidas sem muitos carboidratos. (É meio que universalmente aceito que a cerveja não faz bem. Sinto muito.) Já foi provado que o vinho, em particular, aumenta a sensibilidade à insulina, o que poderia balancear o estresse metabólico de comer açúcar demais.[5]

Mas tome cuidado. Se você for tomar duas taças de vinho à noite para "relaxar", é importante pensar com honestidade sobre a possibilidade de que o álcool tenha se tornado uma espécie de muleta. Álcool não deveria ser aquilo a que você recorre para acalmar os nervos – assim como a comida não deveria ser aquilo a que você recorre depois de um dia triste ou estressante. Buda defende a atenção plena em detrimento da intoxicação para acalmar a mente. Ele queria que despertássemos, não que desmaiássemos.

Não há um consenso real em relação a quanto é muito álcool, embora provavelmente toda autoridade do ramo da saúde concorde que é preciso estabelecer limites. O departamento de saúde de cada país faz uma recomendação diferente, e há muita variação entre elas.[6] A recomendação dos Estados Unidos para mulheres, por exemplo, é quatro vezes mais alta do que na Finlândia e duas vezes mais alta do que na Alemanha – que não são exatamente países abstêmios. De modo irônico, há evidências de que essas diretrizes são totalmente contraprodutivas. Em um estudo recente, em que foi dito a estudantes o teor de álcool de inúmeras bebidas, cerca de 90% deles usaram a informação não para moderar o consumo, mas para selecionar a opção mais alcoólica, com a intenção de se embebedar mais rapidamente.[7] Esses mesmos pesquisadores descobriram que dos estudantes, tendo conhecimento ou não das diretrizes nacionais, 77% das mulheres e *100% dos homens* disseram que bebiam "mais do que acreditavam ser responsável".

Todos temos que encontrar nosso Caminho do Meio. Para alguns, pode ser beber apenas em ocasiões especiais. Para outros, pode ser mais do que isso – mas não muito mais. Ocasiões especiais ou não, recomendamos limitar a ingestão de álcool a duas porções por semana. Por que duas? Porque essa parece ser a quantidade em que o álcool começa a causar problemas mensuráveis no sono – em breve teremos todo um capítulo sobre a importância de dormir bem. Pesquisadores descobriram que, acima de duas bebidas por semana, quanto mais você bebe, menos dorme.[8]

E qual seria a porção-padrão? A definição oficial nos Estados Unidos são catorze gramas de álcool – o que representa cerca de 350 ml de cerveja, 150 ml de vinho ou uma dose simples de bebidas mais fortes, como uísque ou gim. Não é muito – se você tomar uma caneca de cerveja ou uma taça cheia de vinho, já é mais do que uma porção. Você pode tomar as duas doses em uma única noite ou dividir em duas. E é isso.

Talvez você ache que isso já é bebida (e calorias) demais para atingir seu objetivo. Ou talvez ache que pode beber com mais frequência, de acordo com sua perda de peso. Como acontece com tudo na dieta de Buda, é preciso prestar atenção no efeito que o álcool tem em você e no seu corpo e fazer os acertos necessários. Essa é uma boa maneira de começar. O mais importante é fazer uma escolha e se manter nela. Então escolha agora.

E quanto a bebidas não alcoólicas? Buda não tinha muito a dizer a respeito. Na verdade, bebidas tecnicamente não estão incluídas em sua regra de não comer depois do meio-dia. Mas ele viveu antes da refrigeração. Para conseguir leite, era preciso encontrar uma vaca; suco só era uma opção na estação de cada fruta e, provavelmente, nunca em grande quantidade. (Fazer suco sem um espremedor, uma centrífuga ou um liquidificador é *bem* difícil.)

Atualmente, monges budistas na Tailândia têm explorado essa brecha na área das bebidas não alcoólicas – com resultados desastrosos. Pesquisadores descobriram que algumas bebidas podem ter tantas calorias quanto até quatro porções de arroz.[9] Com tantos monges bebendo refrigerantes cheios de açúcar e sucos a tarde toda, a obesidade e a diabetes se tornou um problema sério para eles. Muitos estudos relacionam calorias líquidas e aumento de peso, e bebidas com açúcar adicionado parecem ter um efeito direto na nossa cintura.[10] Esse é um ponto em que você vai precisar ser mais rígido que Buda. Bebidas *contam*. Não beba nada com calorias fora da sua janela – e evite bebidas com açúcar sempre que possível.

Buda e seus monges provavelmente bebiam água a maior parte do tempo – e você também deveria fazer isso. Água não tem calorias e é saudável. Manter-se hidratado é importante. Nos templos budistas atuais, com frequência se oferece água como símbolo de pureza, claridade e tranquilidade. Dê água a seu corpo com regularidade.

Café preto e chá puro (preto ou verde) têm poucas calorias, ou nenhuma, então você pode beber ambos a qualquer momento. A coisa muda um pouco com algumas bebidas mais elaboradas contendo café ou chá. De alguma forma, a Starbucks conseguiu convencer adultos inteligentes de que um *milkshake* de 600 ml é um lanche aceitável. Não é. Essas bebidas podem ter mais de quinhentas calorias, o mesmo que uma refeição pequena, e metade dessas calorias vem do açúcar, o que é o pior. Esse tipo de coisa exige um esforço enorme do seu metabolismo. Trate como se fosse uma sobremesa.

Que tal um meio-termo, como um pouco de leite no café ou de mel ou açúcar no chá? Trinta mililitros de leite tem entre dez e vinte calorias, dependendo se é desnatado, integral ou semidesnatado. Não é muito. Mas os experimentos de dieta em período restrito tinham *zero* caloria depois de certo horário – absolutamente nenhuma. Tudo o que aqueles ratos consumiam era água. Não sabemos como teria sido se tivessem adicionado um pouco de leite ou açúcar à água, então defendemos o descanso metabólico completo fora da janela alimentar. É mais garantido tomar seu chá ou café sem nada.

Os cientistas ficam divididos em relação à cafeína – alguns estudos sugerem que faz bem,[11] outros que nem tanto.[12] Se você gosta, não há motivo convincente para não consumir. Algumas pessoas acham que reduz o apetite, o que pode ser útil nos primeiros dias de uma janela. Mas se mantém você acordado durante a noite, passe a tomar descafeinado. Lembre-se de que uma boa noite de sono também ajuda a perda de peso, então se a cafeína te mantém acordado, você pode estar sabotando sua dieta com ela.

Buda beberia refrigerantes? Eles são cheios de ingredientes com nomes estranhos e, embora os cientistas já não estejam tão preocupados com a possibilidade de adoçantes causarem câncer,[13] eles parecem atrapalhar nosso metabolismo de uma maneira que ainda não compreendemos totalmente. Alguns estudos sugerem que pessoas que bebem refrigerante zero compensam isso de modo inconsciente, comendo mais,[14] então talvez não sejam bem-sucedidas em sua tentativa de cortar calorias. Um estudo com centenas de idosos descobriu que aqueles com o hábito de beber refrigerante zero todos os dias ganhavam 7,5 cm de barriga, em média, ao longo de dez anos, em comparação com os menos de 2,5 cm daqueles que não tinham o mesmo hábito.[15]

A maior preocupação hoje é a de que os adoçantes artificiais induzam a intolerância à glicose, o que destrói a habilidade do corpo de lidar com o açúcar comum. Como eles passam por nosso estômago sem ser digeridos, esses adoçantes interagem diretamente com as bactérias boas que vivem ali, que compõem a microbiota intestinal. Essas criaturas microscópicas são vitais para nosso sistema digestivo e desempenham um papel em tudo o que vai da obesidade à diabetes. De alguma forma, os adoçantes as desequilibram. Em um estudo, voluntários perfeitamente saudáveis que recebiam a dose máxima recomendada de adoçante artificial por apenas *sete dias* sofriam um prejuízo mensurável no metabolismo da glicose.[16] Por isso, recomendamos uma desintoxicação de adoçantes na dieta de Buda.

Quando todo o resto falhar, tome chá. Sério. Você vai ficar surpreso com quantos problemas se resolvem assim. Gostamos de pensar que é o uísque de Buda.

CAPÍTULO 9

Enganando Buda

BUDA NÃO ACREDITAVA EM ENGODO, O QUE NÃO É NENHUMA SURPRESA. Havia inúmeras regras para os monges e monjas em relação a diferentes formas de desonestidade. Monges não podiam mentir, é evidente – mas isso era apenas o começo. A difamação e a fofoca também eram proibidas. Como mencionamos, monges não podiam nem mesmo rearranjar a comida na tigela de modo a parecer que não havia o bastante, porque isso poderia fazer com que a outra pessoa acabasse ofertando mais do que deveria. E uma das regras mais sérias de todas proibia monges de dizer a mulheres que dormir com eles traria carma bom. É um pouco triste, mas, 2.500 anos atrás, Buda precisava de uma regra especial para impedir que seus monges agissem como verdadeiros cretinos.

Mas há outro lado dessas regras que pode se perder em meio à enxurrada de "faça isso" e "não faça isso". Proibir certos comportamentos é só metade da regra, afinal. A outra metade é a punição. E, em muitos casos com Buda, não havia punição.

Buda sentia que essas regras eram importantes, mas também sabia que todo mundo comete erros. Não havia motivo para fingir o contrário. Então, desde o começo, ele estabeleceu um ritual simples. A cada dia de lua cheia no mês, os monges se reuniam, e cada um confessava as regras que havia quebrado desde sua última reunião. E então – a menos que se tratasse de um punhado de ofensas muitíssimo graves – eles seguiam com sua vida. Ninguém era aviltado, ninguém era punido. No caso da maior parte das regras, reconhecer o erro já bastava.*

Como em todas as coisas, Buda acreditava na moderação aqui, em encontrar um Caminho do Meio entre uma vida rígida e a obsessão por regras e o vale-tudo. Ele fez regras para os monges, e muitas. Mas também compreendia que eles não conseguiriam seguir todas as regras o tempo todo.

No caso da dieta, a situação é ainda mais complicada. Não está totalmente comprovado que ser 100% rigoroso em sua dieta é uma coisa boa. A questão é que com o tempo seu corpo se adapta à comida disponível. Se seu corpo não obtém muitas calorias, começa a pensar que a oferta de comida é escassa e passa a conservar energia. Ele luta para evitar a perda de peso, assumindo que cada quilo é precioso.[1] Seu metabolismo fica mais lento de modo que aquilo que você consome dure mais, e seu corpo libera hormônios para te deixar com mais fome e assim motivá-lo a procurar comida.[2]

Quando se está *tentando* perder peso, isso é o oposto do que você quer. Você não quer que ele obtenha tudo o que conseguir de cada caloria – quer que ele as queime como se não houvesse amanhã. Essas adaptações metabólicas em resposta à dieta podem explicar por que tantas pessoas empacam depois de alguns meses de perda de peso e não conseguem avançar mais.[3]

* Não no caso do completo cretino, caso você esteja se perguntando. Nesse ponto, Buda não estava brincando: quem fizesse aquilo uma única vez perdia o status de monge.

Por sorte, há motivos para acreditar que escapar um pouco pode ajudar.

É difícil estudar cientificamente as escapadas. Quando se pede a uma pessoa que cometa um deslize como parte de um estudo, não se trata mais de um deslize. E se você só analisar o que aconteceu com as pessoas que seguiram todas as regras da dieta e as pessoas que não seguiram, não vai ter como saber o que causou as diferenças que encontrar. Talvez as pessoas que seguem dietas à risca só sejam diferentes daquelas que não o fazem. Talvez essas pessoas também façam outras coisas de sua vida de um modo diferente.

Ainda assim, pesquisas mostraram que comer um pouco mais de vez em quando pode acelerar seu metabolismo, fazendo com que queimemos mais calorias,[4] reiniciando alguns daqueles hormônios que controlam o apetite.[5] É exatamente isso que você quer. Há muitos relatos de que escapadelas podem tornar algumas dietas mais efetivas, provavelmente por esse motivo. Isso se assemelha ao modo como fazer um intervalo no uso de alguns remédios impede nosso corpo de se acostumar a eles de modo a torná-los menos efetivos com o tempo.

Por isso, a dieta de Buda permite que você tenha um deslize por semana, no qual você se permite comer fora da janela de sempre. Você não *precisa* fazer isso – não foi escrito em pedra que você precisa comer mais tarde uma vez por semana –, mas, se acontecer, não tem problema algum. Na verdade, você vai perceber que um dia de escapada vai ajudá-lo a ser bem-sucedido nessa dieta, principalmente porque com frequência surge alguma coisa durante a semana que te tira da sua programação alimentar – um aniversário, um jantar de trabalho, um evento à noite na escola dos filhos. Nessas situações, o dia da escapada se torna uma parte necessária de acomodar o resto da sua vida à programação. Se você tem algo que acontece semanalmente – talvez sua sexta ou seu sábado à noite seja seu dia de sair e você quer poder jantar tarde ou comer pipoca no cinema –, pode escolher esse dia como o da escapada. Mas tudo bem deixar esse dia surgir esporadicamente, baseado em como a semana se desenrola. O mais importante é lembrar que o dia da escapada não pode virar *dias* de escapada. Se você tem deslizes vários dias, não está fazendo a dieta de Buda. Você tem um dia na semana de folga – e só.

Essa abordagem é usada há anos por atletas profissionais. Fisiculturistas que precisam perder peso para competições com frequência usam um período de 24 horas para "reabastecimento", no qual aumentam a ingestão de calorias, sobretudo carboidratos. Também há evidências de que isso os ajuda a evitar certos ajustes metabólicos que de outra forma tornariam a perda de peso muito difícil.[6] Outra pesquisa com homens e mulheres comuns acima do peso descobriu que aqueles que fazem um intervalo na dieta não parecem ter um resultado final de perda de peso pior que aqueles que se aferram a ela, desde que voltem aos trilhos rapidamente.[7] De modo que deslizes rápidos não parecem ser prejudiciais, podendo até ajudar.

A dieta de Buda foi feita para que suas escapadas possam ser mantidas a longo prazo – ao longo da vida, se preferir. Certamente não achamos que você nunca mais sairá para jantar mais tarde com seus amigos. Não queremos que você falte a todos os *happy hours* depois do trabalho ou eventos familiares. A dieta de Buda exige alguma flexibilidade para durar – e acrescentar um dia de escapada pode servir como um suporte à sua dieta, dando apoio a você e a seu objetivo.

O mais importante é não desanimar. Se você acabar comendo alguma coisa tarde da noite, não deixe que sirva de desculpa para desistir da dieta de Buda. Desfrute disso, siga em frente e se certifique de se manter na dieta pelo resto da semana. Dar uma escapada na semana não é motivo para voltar a seus antigos hábitos alimentares. Em vez disso, deveria motivar você a redobrar os esforços para manter a programação nos próximos dias. Comer um pouquinho a mais preparou seu metabolismo para tirar o máximo proveito da dieta de Buda pelo resto da semana.

CAPÍTULO 10

Buda fazia crossfit?

VOCÊ PRECISA SE EXERCITAR. ISSO VAI FAZER COM QUE SE SINTA MELHOR e com que viva por mais tempo. Provavelmente vai te dar uma aparência melhor também. Seus músculos vão ficar mais tonificados, e a maioria das pessoas parece gostar disso. Mas só exercício não deixa ninguém magro.

Você *deveria* conseguir perder peso se exercitando e queimando todo o excesso de calorias, certo? Faz sentido. Mas, para a maior parte das pessoas, isso não funciona. E, quando cientistas tentaram provar que funciona, quase sempre falharam.

Por quê? Principalmente por dois motivos. Primeiro, o exercício não queima tantas calorias quanto a gente pensa. Correr 1,6 km em dez minutos, o que é puxado, queima entre 80 e 150 calorias, dependendo do seu peso. É menos que meio Snickers, ou o mesmo que uma banana de bom tamanho. Só isso, por ter corrido 1,6 km. Para queimar uma fatia grossa de *cheesecake*, seria preciso correr meia maratona.

Segundo: para a maior parte das pessoas, o exercício dá fome. Seu corpo sabe que a atividade física queima calorias e está treinado para comer depois dela. É o que chamamos de abrir o apetite. Você provavelmente passava por isso o tempo todo quando era pequeno e voltava morrendo de fome após ficar correndo fora de casa ou de nadar na piscina. A mesma coisa acontece agora quando você vai à academia – se não tomar cuidado, vai comer mais depois do que teria comido sem ir.

Mas nada disso significa que você não deva se exercitar.

A atividade física combinada com uma dieta saudável promete muito mais do que o exercício por si só. E a atividade física tem muitos, muitos outros benefícios – alívio do estresse, aumento da estamina, melhor funcionamento do coração e dos pulmões, só para citar alguns. E, embora só o exercício não vá queimar aqueles quilos a mais, pode ajudar a tornar sua dieta mais efetiva. Muitos de nós comem mais conforme as emoções oscilam ou simplesmente comem sem prestar atenção – e teremos capítulos inteiros dedicados a isso logo mais. Às vezes comemos quando estamos estressados, tristes, frustrados ou com raiva. Talvez no fim de um dia muito ruim você se pegue agachado, procurando por doces escondidos debaixo da cama do seu filho. Talvez revire o congelador até descobrir um pote esquecido de sorvete. Quando nosso nível de estresse sai do controle, ou quando recebemos más notícias, dizemos a nós mesmos que merecemos comer uma porcaria. E então nos sentimos ainda pior.

Embora haja um alívio momentâneo em comer o que você quiser, isso não dura. Alimentos palatáveis e cheios de açúcar promovem liberação de dopamina dentro do cérebro. É o mesmo processo básico que torna certas drogas tão viciantes.[1] Mas, assim como acontece com essas drogas, o barato da dopamina passa logo, e com o tempo precisamos de mais e mais doce para obter o mesmo efeito.[2]

O antigo conselho de dar uma volta para esvaziar a cabeça funciona mesmo – a atividade física de fato ajuda na depressão e na ansiedade. Um estudo recente de Estocolmo sugere que exercícios inclusive previnem a depressão.[3] Ratos comuns ficam deprimidos quando estão estressados – como nós. Mas pesquisadores suecos descobriram que se exercitar regularmente acaba com essa ligação. É provável que o estresse ainda não parecesse divertido aos ratos, mas pelo menos não havia sinais de depressão real desde que eles fizessem atividade física regular. O exercício eleva o ânimo também. Você pode recorrer a ele em vez de à comida como alívio – da tristeza, da ansiedade ou mesmo do tédio. Conforme seu humor melhora, você deixa de comer por fatores emocionais.

Buda não fazia *crossfit* nem qualquer outra atividade física da moda – a menos que consideremos a ioga, em que ele certamente se arriscou. Mas ele se exercitava bastante. As pessoas o imaginam sentado tranquilamente sob uma árvore (o que ele fazia), ou no topo de uma montanha solitária (o que nunca aconteceu), mas Buda passava grande parte de seu tempo perambulando. Nos primórdios do budismo, ele e seus seguidores eram nômades e perambulavam por toda a Índia. As palavras originais para monge e monja – *bhikkku* e *bhikkuni* – significam "pedinte", porque Buda e seus seguidores caminhavam todas as manhãs pedindo comida, muitas vezes por horas e horas. Em geral, eles continuavam se movimentando depois da refeição, indo de um lugar a outro todos os dias, sem ter uma casa permanente. Só se assentavam durante as monções anuais, quando as chuvas fortes tornavam impossível viajar pelos caminhos de terra primitivo que faziam as vezes de estrada. Quando o tempo melhorava, Buda e seus seguidores partiam novamente.

Como Thich Nhat Hanh, professor budista vietnamita da atualidade, explica, caminhar pode ser uma forma de mediação – e muito valiosa. Ele encoraja seus alunos a focar na respiração ao caminhar – e a sorrir. Caminhar assim, ele diz, "é um modo de se lembrar de que corpo e mente são dois aspectos da mesma coisa".[4]

A tradição de caminhada iniciada por Buda permanece até hoje. Se você estiver em Bangkok e acordar cedo, verá monges de vestes alaranjadas perambulando pelas ruas com suas tigelas. Nos austeros monastérios zen do Japão, os monges nem sempre perambulam pelo campo, mas fazem um forte trabalho físico – muitas vezes bastante exigente – além das infinitas horas de meditação. Eles ainda citam Baizhang, um abade do século VI que dizia: "um dia sem trabalho é um dia sem alimento".[5]

Muitas pessoas gostam de se exercitar de manhã cedo, como esses monges pedintes. Isso as ajuda a despertar e a começar o dia. Mas como fazer isso se você não pode tomar café da manhã até as 9h ou 9h30? É saudável se exercitar de estômago vazio?

Pode parecer estranho e contraintuitivo a princípio, mas se exercitar antes de comer é perfeitamente natural. Antes que os humanos começassem a armazenar comida, cerca de 10 mil anos atrás, todo mundo começava o dia caçando ou coletando, e só comia depois de obtido o alimento.[6] Vale dizer que se exercitar de estômago vazio queima 20% mais calorias que o fazer depois de comer.[7] Por quê? As calorias que a atividade física consome têm que vir de algum lugar, e se o corpo não as obtém do café da manhã, vai precisar tirar das suas coxas, da sua barriga ou de onde quer que haja gordura sobrando. Então toda aquela perambulação que Buda fazia antes da primeira refeição do dia lhe trazia ainda mais benefícios.

Que tipo de exercício você deveria fazer? Isso depende de você, de suas habilidades, do que gosta. Você odeia academia? Ninguém vai te obrigar a fazer. Fica entediado na ioga? Não precisa fazer ioga também. Por quê? Porque é preciso encontrar uma atividade física de que goste. Há um motivo pelo qual as matrículas em academias disparam em janeiro e vão minguando logo depois. Academia não é para todo mundo, e o mais importante é encontrar algo que você consiga manter.

Talvez o único exercício que você faça no momento é correr atrás dos filhos pequenos ou usar a escada em vez do elevador no trabalho. Não precisa ser uma questão de ou tudo ou nada. Só porque você não suou por uma hora na esteira não quer dizer que não valeu a pena subir nela. Um estudo com mais de 50 mil pessoas no Texas entre 18 e 100 anos de idade descobriu que correr mesmo que por cinco ou dez minutos por dia reduzia significativamente seu risco de morte, em particular por doença cardíaca.[8] Apenas de cinco a dez minutos! Um estudo na Dinamarca chegou a resultados similares: homens e mulheres que corriam mesmo que só um pouco tinham sua expectativa de vida aumentada cerca de seis anos em média. Como os pesquisadores resumiram: "Independentemente da duração, do ritmo e da frequência da corrida, a mortalidade entre os que corriam era menor que entre os que não corriam".[9]

De modo que uma caminhada de dez minutos com o cachorro é melhor do que nada. Talvez você possa fazer algumas flexões apoiado na bancada da cozinha enquanto a cafeteira trabalha ou a água ferve na chaleira. Talvez você possa trabalhar a panturrilha enquanto escova os dentes, ficando na ponta dos pés e voltando algumas vezes. Só comece a fazer *alguma coisa*. Não precisa ser treinar para uma maratona ou fazer uma aula de *spinning* de 1h15. A pior coisa que você pode fazer é se resignar a uma vida sedentária porque você acha que não consegue se exercitar o necessário. Mesmo alguns poucos minutos de exercício vão fazer com que se sinta mais preparado para encarar o dia. Qualquer coisinha ajuda, literalmente.[10]

Como para tudo o mais na vida, Buda ensinou que precisamos encontrar o meio-termo na atividade física – não devemos ficar obcecados por nosso corpo nem o negligenciar. "Manter o corpo saudável é um dever", Buda disse a seus primeiros monges. De outra forma, não conseguimos "manter a mente firme e clara".[11] Esse é o modo certo de pensar em atividade física, e o caminho para se manter saudável e são.

CAPÍTULO 11

O descanso de Buda

A ESTA ALTURA, VOCÊ NÃO VAI FICAR SURPRESO AO DESCOBRIR O que Buda disse sobre o sono: ele defendia que dormíssemos o suficiente, mas não demais. Em uma lição, fez uma analogia com um instrumento musical, que está afinado quando suas cordas não se encontram nem tensas demais nem frouxas demais.[1] Do mesmo modo, ele queria que não fôssemos nem agitados demais nem preguiçosos demais. Buda se preocupava um pouco com o excesso de sono – que ele colocou junto com cometer adultério, comprar briga, prejudicar os amigos, fazer o mal e ser mesquinho em uma lista de seis coisas a evitar na vida.[2] (É difícil discordar dos outros itens.) No entanto, ele achava que era importante dormir o suficiente.

O Centro de Controle e Prevenção de Doenças dos Estados Unidos estimou que mais de 35% dos americanos adultos dorme menos do que as sete horas recomendadas todas as noites.[3] Todos ouvimos a respeito daqueles gênios raros como Albert Einstein, que supostamente não precisava dormir mais do que algumas poucas horas. Mas vamos ser honestos: você provavelmente não é uma dessas pessoas. Nós certamente não somos. Para os meros mortais, dormir é vital. E dormir pouco causa muitos problemas. Um sono ruim atrapalha nosso ritmo circadiano natural, o que implica tudo, de câncer a doença cardíaca e envelhecimento precoce.[4] E dormir pouco está *fortemente* associado à obesidade.[5]

Como as noites sem dormir nos fazem engordar? Dormir muito pouco parece desequilibrar os hormônios que controlam o apetite e a saciedade,[6] e o resultado é que você fica com mais fome no dia seguinte. Um estudo reuniu um grupo de adultos sedentários com sobrepeso e os submeteu a duas rodadas de catorze dias de teste na Universidade de Chicago. Na primeira, os voluntários dormiram 5h30; na segunda, dormiram 8h30. (Eles foram monitorados o dia todo durante o período, para garantir que não cochilassem.) Toda a ingestão de comida foi cuidadosamente registrada. As refeições não sofreram muita alteração, mas quando dormiram pouco os sujeitos comeram 25% mais nos intervalos. E tendiam a comer nos piores horários, com um aumento impressionante de 57% depois das 19h.[7] Talvez só tenhamos mais autocontrole quando estamos descansados, mas outro estudo confirmou que pessoas que dormem o bastante relatam "menos desejo de algo doce ou salgado à noite".[8] É uma bela ajuda para a dieta de Buda.

Dormir pouco também está associado a comer por motivos emocionais,[9] de modo que perdemos ainda mais o controle quando estamos estressados. Temos um capítulo inteiro dedicado a isso ("Comida como consolo, comida como recompensa"), visto que se trata de um importante obstáculo para a alimentação saudável. E dormir mal ou não dormir o bastante só piora a situação.

Sono de má qualidade também diminui nossa sensibilidade à insulina e a tolerância à glicose[10] – o que significa que torna o açúcar ainda mais engordativo do que ele já é. Problemas de sono também reduzem nosso gasto energético, ou seja, fazem com que queimemos menos calorias. Se dormimos menos, não deveríamos ser mais ativos? Na verdade, é o oposto – o desequilíbrio do sono nos deixa mais cansados, e o resultado é que fazemos menos atividade física no dia seguinte.

E ainda piora. Não apenas dormir pouco muitas vezes leva à obesidade como a obesidade atrapalha nosso sono. Em alguns casos, pode levar à apneia ou a outros distúrbios relacionados.[11] Tudo isso cria um círculo vicioso. Como um pesquisador descreveu, acabamos com "dormir pouco levando a ganho de peso e ganho de peso levando a dormir pouco".[12]

Mas é possível reverter esse círculo. Dietas de perda de peso parecem funcionar melhor quando você dorme o bastante, em parte porque dormir pouco nos deixa com mais fome e mais suscetíveis à compulsão alimentar.[13] Com frequência, o melhor indicador de que um programa de perda de peso vai ser bem-sucedido é os participantes dormirem o suficiente.[14] Em um estudo intensivo de perda de peso envolvendo 472 adultos obesos, aqueles que dormiram entre seis e oito horas por noite tinham significativamente maior probabilidade de chegar a seu objetivo de perder pelo menos nove quilos em seis meses do que aqueles que dormiram menos.[15] Outro estudo recente com 123 homens e mulheres em um programa de emagrecimento descobriu que tanto a duração quanto a qualidade do sono determinavam quanta gordura os participantes perdiam.[16]

Assim, uma boa noite de sono ajuda a perder peso, e perder peso ajuda a ter uma boa noite de sono. A princípio, pode parecer difícil dormir com o estômago mais vazio. Mas, embora seja preciso se acostumar a ir para a cama várias horas depois da sua última refeição, pesquisadores descobriram que comer perto da hora de ir dormir na verdade atrapalha o sono.[17] Com o tempo, você vai notar que dorme melhor fazendo a dieta de Buda do que antes, o que vai te ajudar a perder peso, o que vai te ajudar a dormir ainda melhor, e assim sucessivamente.

É evidente que dormir o bastante é uma daquelas coisas – como incluir legumes e verduras na alimentação e se exercitar com regularidade – que provavelmente te disseram a vida toda para fazer. E com certeza há mais vantagens envolvidas nisso do que a questão da comida, embora você vá notar que cortar a alimentação noturna ajuda bastante. Mas de que outras formas podemos dormir melhor? Buda tinha algumas ideias a respeito.

Buda acreditava que o sono de qualidade era um dos benefícios da meditação. Ele sabia, tanto tempo atrás, que uma boa noite de sono leva a uma mente clara. "Aquele que é pacífico dorme bem", Buda explicou, "tendo alcançado paz de espírito."[18] Ele também compreendia que à noite tendemos a nos sentir inundados de recriminações e arrependimento. É quando estamos deitados na cama ao fim do dia que nossas "ações malignas" – o que Buda chamou de "má conduta corporal, verbal e mental" – nos atingem com mais força, "como a sombra do pico de uma grande montanha à noite cobre se propaga sobre e envolve a terra".[19]

É provável que você não tenha feito nenhum *mal* verdadeiro durante o dia. Mas talvez tenha passado alguns momentos dos quais não se orgulha. Ou talvez haja algo fora do seu controle que o incomoda – como a doença de um parente ou uma entrevista de emprego por vir. Com que frequência você já não foi para a cama aliviado por um dia ruim estar finalmente acabado, só para descobrir que a ansiedade, o estresse e a culpa se deitaram com você? As luzes se apagam e de repente você está totalmente desperto, repassando os problemas do dia ou antecipando os problemas do dia seguinte.

Muitos estudos recentes mostram que técnicas básicas de atenção plena podem melhorar seu sono. Em um, pacientes que meditaram diariamente por apenas oito semanas tiveram seu sono prolongado por mais de uma hora.[20] Outro estudo descobriu que pessoas que meditam há tempos relataram significativamente menos problemas relacionados ao sono.[21] Pesquisadores concluíram que meditação com atenção plena provavelmente ajuda o sono de inúmeras maneiras, – relaxando o corpo, esvaziando a mente, reduzindo o nível geral de estresse. Também descobriram que praticar a atenção plena impacta a liberação de cortisol pelo corpo – um hormônio intimamente ligado tanto ao sono quanto ao estresse – mesmo nos iniciantes.

Teremos todo um capítulo sobre meditação, mas mesmo exercícios simples podem te ajudar a se preparar para dormir.[22] Eis um: tente se deitar de costas e relaxar cada músculo do seu corpo de modo a afundar na cama, como se apenas o colchão te sustentasse. Comece com o pé e relaxe qualquer tensão que sentir, centímetro a centímetro, até chegar ao topo da cabeça. Então observe sua respiração, o ar entrando e saindo, e deixe todos os outros pensamentos se afastarem. Não pegue o celular. Não veja TV nem mesmo leia um livro. Não pense em tudo o que deu errado nesse dia ou no que pode dar errado no seguinte. Só relaxe e respire.

Isso pode não parecer natural da primeira vez, mas não desista. Atenção plena e meditação são coisas que se desenvolvem, como quaisquer outras. A prática leva à perfeição.

Outra ferramenta que você pode usar é a atividade física. Já discutimos inúmeras razões para se movimentar no último capítulo. Mas, se ainda precisa de mais, se exercitar também ajuda a dormir.[23] Atividade física, sono, saúde e peso parecem estar todos intimamente ligados: se exercitar te deixa mais saudável e faz com que você durma melhor; pessoas mais saudáveis dormem melhor e pesam menos; pesar menos faz com que você durma melhor e seja mais saudável; e por aí vai. Melhorando qualquer uma dessas coisas, todas as outras melhoram. Isso também vale para reduzir o estresse. Menos estresse implica sono melhor, leva a menos escolhas alimentares erradas e ajuda a manter um peso saudável. Um peso saudável reduz o estresse e a fadiga, o que ajuda a ter uma noite de sono ainda melhor. De modo que o círculo vicioso se torna um círculo virtuoso.

Finalmente, precisamos de uma folga diária da luz assim como precisamos de uma folga da comida. Nosso corpo é um sistema complexo, que funciona principalmente em ciclos diários, criando nosso ritmo circadiano natural. Mas, diferentemente de um computador, por exemplo, nosso corpo não tem um relógio central que mantém todos os sistemas em sincronia. Em vez disso, temos inúmeros relógios, cada um tentando se alinhar com o tempo "real" do mundo externo. A comida é uma das maneiras como esses relógios são restaurados – porque nossos ancestrais comiam apenas enquanto havia luz, a chegada de comida era um bom sinal do começo do dia, e a falta de comida significava que era hora de encerrar tudo para a noite. Mas a luz sempre foi um sinal mais confiável. Sua presença inicia uma série de reações em cadeia no corpo para nos despertar e nos manter acordados – mesmo quando nossos olhos estão fechados.

Por isso é importante pensar também em seu regime de luz, assim como em seu regime de comida. Da mesma maneira como aprendeu a parar de comer em determinado horário segundo a dieta de Buda, também precisa encontrar os momentos em que deve eliminar a luz. Tente usar uma iluminação mais leve nas partes de sua casa que mais usa à noite – certamente o quarto, mas talvez também a sala de estar ou qualquer outro espaço em que costuma ficar no fim do dia. Um quarto típico hoje é iluminado por trezentos a quinhentos lux – centenas de vezes mais forte que a luz de velas ou o luar que nossos ancestrais tinham à disposição. Prefira lâmpadas mais "quentes", com mais laranja e menos azul, porque a luz azul é um gatilho para a reação de despertar em nosso corpo.

Já falamos sobre como há centenas de anos nossos ancestrais não podiam fazer um lanchinho à noite mesmo que quisessem. Bem, na verdade eles não podiam fazer muita coisa à noite. Não tinham muito a fazer depois que o sol se punha e provavelmente dormiam mais em consequência disso. Um grupo de cientistas na Argentina estudou índios tobas, também conhecidos como qoms, que vivem no nordeste do país, área bastante rural. Os pesquisadores explicaram que, embora alguns membros da tribo vivessem perto de cidades, "outros vivem em povoados relativamente isolados com vinte a seiscentas pessoas, e ainda dependem da caça e da coleta para pelo menos parte de sua subsistência".[24] Os que aderiram à cidade têm acesso à eletricidade, mas os outros não. E aqueles sem eletricidade dormem todas as noites cerca de uma hora a mais. Isso em comparação com os membros da mesma tribo que vivem em outras áreas bastante rurais, em que nem de perto se tem o mesmo acesso à mídia e à tecnologia que nós temos. De modo que o impacto total da eletricidade no nosso sono provavelmente é ainda maior.

A maior parte de nós agora tem opções de entretenimento infinitas para nos manter ocupados a qualquer hora do dia ou da noite, e podemos trabalhar em qualquer momento, só precisando de um *laptop* ou um celular. Mas, às vezes, esses celulares, *laptops* e TVs são portões para a terra da inquietação e da preocupação.

Quando for hora de dormir, elimine toda a luz – incluindo celulares, TVs e outras telas. Você pode experimentar usar uma máscara de dormir, se entrar luz de fora no seu quarto, ou se seu padrão de sono for complicado. Independentemente do que precise fazer, dê a si mesmo um pouco de escuridão todos os dias, para ter uma folga da luz da mesma maneira como tem uma folga da comida. É essencial criar limites. Ficar acordado uma hora a mais não vai só te deixar sonolento no dia seguinte – pode atrapalhar sua dieta e sua saúde. Por mais ocupado que se mantivesse meditando e ensinando, Buda sempre tinha tempo de dormir. Assim como você está escolhendo parar de comer a certa hora do dia, faça a escolha consciente de parar com todo o resto a uma hora razoável também.

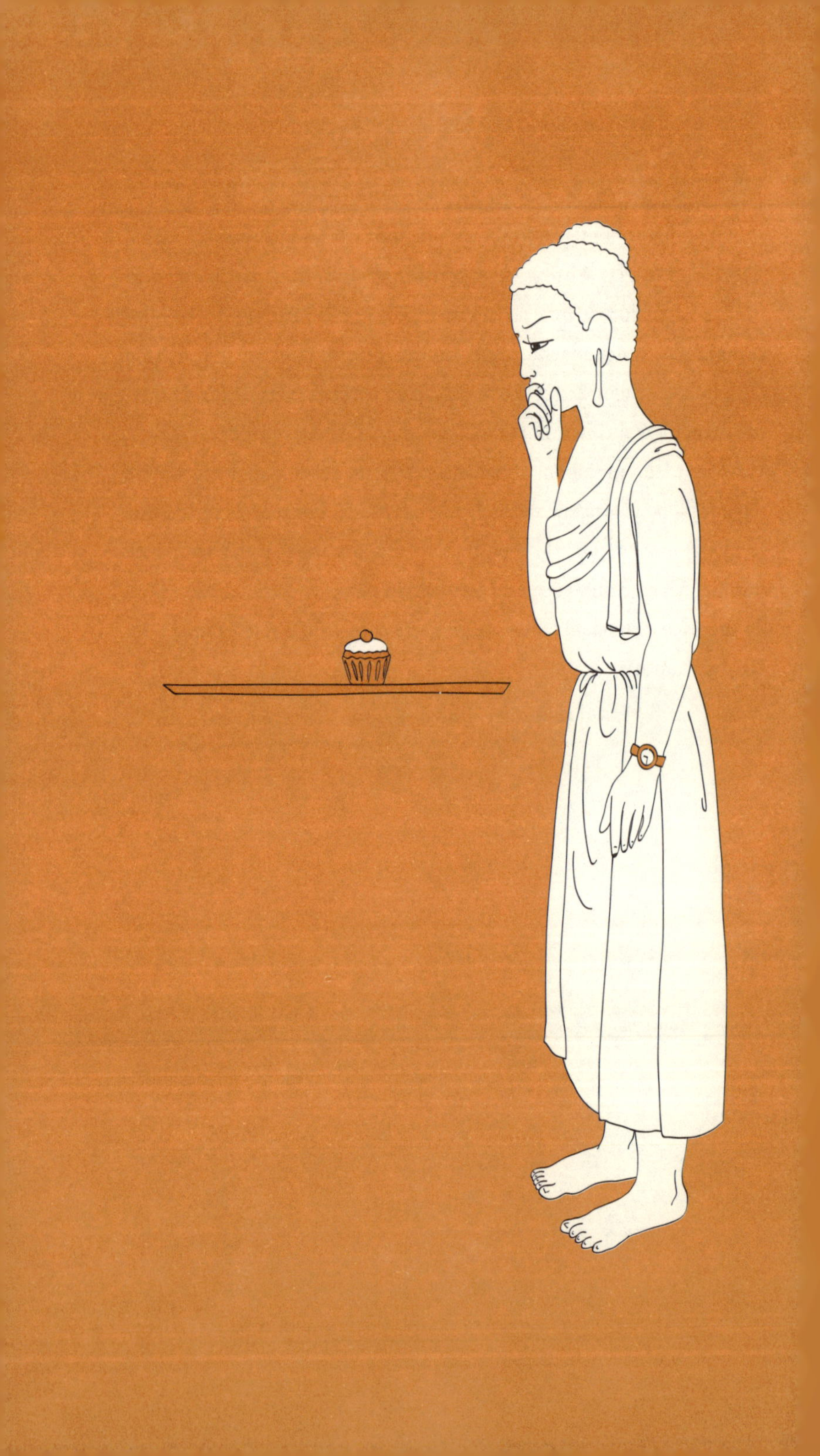

PARTE 3

OBSTÁCULOS

CAPÍTULO 12

Comida como consolo, comida como recompensa

IMAGINE UMA VIDA EM QUE TODOS OS MOMENTOS QUE VOCÊ PASSA acordado é buscando por comida. Sua barriga está distendida e seus membros estão finos como o de uma criança desnutrida. A fome é incessante e dolorosa, e sua garganta é tão fina quanto uma agulha. Quando você encontra comida, não consegue engolir. Nem um pedaço. A fome persiste, e a busca continua. Essa é a sina dos pretas, na tradição budista: os Espíritos Famintos.

Essas pobres almas renascem assim porque em vidas passadas foram conduzidas pelo desejo, pela ganância, pela raiva e pela ignorância. Embora você às vezes seja movido por esses vícios um dia ou outro, no budismo é preciso levá-los ao extremo para acabar em uma existência tão torturada – como cometer assassinato em um acesso de ciúmes. Então não precisa se preocupar.

Em muitas culturas asiáticas, é tradição deixar comida como oferenda aos Espíritos Famintos. Mas isso não ajuda muito. Esses fantasmas não estão de fato procurando por comida. Ou até estão, mas se equivocam em sua busca. A fome deles não tem nada a ver com comida e tudo a ver com o que fizeram em suas outras passagens na Terra. Há muita oferta de comida, mas eles não conseguem comer. Como em toda parábola religiosa, há uma importante lição a ser aprendida aqui: não é de comida que eles realmente precisam.

No que diz respeito ao mundo dos homens, ainda nos voltamos para a comida para muito mais do que nutrir o corpo e satisfazer nossa fome. Nos voltamos para a comida em momentos de muita alegria e de muita tristeza. Quando algo incrível acontece, celebramos saindo para jantar. Bebemos espumante, comemos bolo, nos refestelamos com uma bela refeição. A comida se torna parte da alegria. Mas o oposto também é verdade. Há uma longa tradição de oferecer comida àqueles que estão sofrendo. Nos reunimos para garantir as refeições de amigos em crise – em determinado momento de sua vida, talvez você tenha se inscrito em um esquema de rodízio para levar comida para alguém de luto, se recuperando ou em dificuldades. Em momentos de tristeza, é nosso instinto reconfortar as pessoas de uma maneira tangível. E, com muita frequência, fazemos isso por meio da comida.

A comida está presente em todos os momentos – nos bons e nos ruins. E, até certo ponto, faz sentido. É divertido sair para comemorar um aumento, um aniversário, uma formatura. E parece certo que, quando as pessoas estão sofrendo de verdade, a última coisa com que devem ter que se preocupar é com preparar uma refeição. Nesses momentos de tragédia e triunfo, comida é um aliado digno e bem-vindo.

O problema começa quando usamos a comida para nos consolar e recompensar em momentos muito, muito menos importantes. *Finalmente consegui fazer as crianças dormirem, então agora posso comer aqueles biscoitos em que estava de olho. A reunião importante de hoje foi péssima, é hora de tomar uma taça de vinho.* Esses altos e baixos mundanos são desafiadores. Mas não são dignos de grande tristeza ou de grande celebração. Ou de comida.

Você também sabe disso. Imagine sair para jantar para comemorar o conserto da máquina de lavar. Ou levar o almoço para um amigo porque ele se queimou demais ao sol. Soa ridículo. Mas ainda nos damos pequenas recompensas por pequenos sucessos e pequenos consolos por pequenas irritações – com frequência envolvendo comida. Não compramos para nós mesmos um bolo para comemorar, mas podemos cortar um pedaço de um que já esteja na geladeira. Ou pegamos um saco de batatinhas, uma cerveja gelada. Cada item desses tem facilmente centenas de calorias. E o pior: em geral é no fim de um longo dia que nos pegamos querendo recompensa ou consolo – o pior momento possível para o corpo. Faça isso regularmente e isso muda a coisa de figura.

Há um motivo para agirmos assim. A comida é uma recompensa natural. Pense em Ivan Pavlov e seus estudos com cachorros sobre condicionamento clássico – ele os treinava com comida.[1] Foi cientificamente comprovado que os alimentos a que em geral recorremos em busca de consolo – aqueles cheios de amido e açúcar – de fato melhoram nosso humor.[2] Já ouviu alguém falando que algo particularmente delicioso é "como *crack*"? Comer comida gostosa parece ativar as mesmas partes do cérebro que drogas viciantes[3] e até motivar a liberação de opiáceos naturais.[4] Estudos demonstraram que particularmente os carboidratos aumentam a liberação de serotonina no corpo, substância responsável pela melhora do humor. Quanto mais serotonina é liberada, melhor você se sente. Alimentos engordativos fazem a mesma coisa. Tomografias cerebrais de participantes de um estudo de 2011, que haviam recebido ou uma solução de ácidos graxos ou uma solução salina por meio de um tubo alimentar, demonstraram que aqueles que receberam ácidos graxos tinham menos atividade nas áreas do cérebro que controlam a tristeza, mesmo depois de ouvir a "música clássica triste".[5] (Sim, houve voluntários para esse estudo, que envolvia música triste *e* alimentação enteral.)

E qual é o problema nisso? Pelo menos é melhor do que *crack* de verdade, não? Se a comida realmente ajuda com o humor, isso não é uma coisa boa?

Sim e não. Mas principalmente não. Lembra os Espíritos Famintos? Eles sentem certo alívio quando põem a comida na boca. Assim como você, de acordo com os estudos – e você ainda tem a sorte de poder engolir seu chocolate, diferentemente dos Espíritos Famintos.[6] Mas o alívio é temporário. O dia ruim perdura, mesmo que sufocado pelo *brownie* ou pelo *pretzel.* E, assim como os Espíritos Famintos, não é de comida que você precisa de verdade. O que os fantasmas de fato querem é alívio do vazio criado pelo desejo, pela ganância, pela raiva e pela ignorância – *e eles continuam tentando preencher o vazio com comida, ainda que não funcione.* Parece familiar?

Esses lanchinhos que deveriam tranquilizar você não apenas não fazem esse trabalho muito bem, como, quando usamos comida para conseguir consolo ou alívio do estresse, o fazemos nos momentos em que menos estamos aptos a dar conta das calorias. Um estudo recente da Universidade Estadual de Ohio com 58 mulheres saudáveis de meia-idade revelou que vivenciar um ou mais eventos estressantes um dia antes de comer uma única refeição rica em gordura deixou seu metabolismo *mais lento.* E não só um pouco – o bastante para "acumular quase cinco quilos ao longo de um ano", de acordo com os pesquisadores.[7] Estresse parece fazer o corpo surtar e se agarrar às calorias, pensando que possa precisar delas depois. Isso pode ser um traço remanescente de períodos em que o ser humano passou fome, ou de quando não tínhamos muita certeza de quando caçaríamos o próximo mamute. Qualquer que seja o motivo do nosso estresse hoje – talvez um ente querido doente, um relacionamento em dificuldades, problemas financeiros ou um trabalho horrível –, ele provavelmente não vai fazer com que morramos de fome amanhã. Mas nosso corpo não evoluiu de modo a saber a diferença.

E a coisa ainda piora. Comer demais por qualquer motivo em geral leva a estados emocionais negativos que fazem a pessoa comer ainda mais. Um estudo com mulheres com peso saudável e com sobrepeso na Alemanha descobriu que elas ficavam tristes, envergonhadas e ansiosas depois de comer algo com muitas calorias – e as mulheres com sobrepeso relatavam as respostas emocionais mais intensas.[8] Comemos demais quando estamos tristes ou estressados, então ficamos mais tristes e estressados, porque comemos demais. Em meio a isso, ganhamos peso, o que também está associado à depressão e torna tudo pior. É outro círculo vicioso envolvendo "comer demais, ganhar peso e ficar deprimido".[9]

Por sorte, há muitas maneiras de lidar com o estresse.[10] A abordagem mais saudável é tomar algumas atitudes para lidar com a causa real. Isso significa encarar a realidade de um relacionamento ruim, procurar outro emprego ou dizer não a compromissos que exigem muito de você. A interação social – basicamente fazer alguma coisa com seus amigos ou familiares – também funciona. Na verdade, de todos os modos de se distrair, socializar parece ser o mais divertido.

O que os psicólogos chamam de "enfrentamento emocional"[11] é a abordagem mais perigosa. É quando você se culpa, sonha acordado, fantasia e fica remoendo sua infelicidade. Talvez você fique deitado na cama ouvindo música triste. Não faça isso. Tal atitude normalmente leva a comer – talvez porque não funcione. Pensar em como tudo é horrível raramente faz com que alguém se sinta melhor.

Por outro lado, tem se provado que a meditação e a atenção plena ajudam de modo significativo – com alguns minutos de silêncio e paz –, e vamos explicar tudo a respeito mais adiante no próximo capítulo. De maneira similar, estudos sobre ioga como alívio para o estresse e a ansiedade são bastante promissores[12] e, inclusive, provaram que a prática pode reduzir a preocupação com a comida no caso de pessoas com distúrbios alimentares sérios.[13] Como já discutimos, sabe-se há muito que a atividade física melhora o humor e ela também parece ajudar a combater a ansiedade.[14] Além disso, a exposição à natureza ajuda muitas pessoas.[15] Talvez seja preciso experimentar uma série de coisas antes de descobrir o que funciona melhor para você. Mas não se permita usar comida como cura.

E quanto ao oposto, quando usamos comida para nos compensar por algo bom? Essa abordagem também está profundamente enraizada em nós. Pais com frequência oferecem comida (em especial doces) como recompensa pelo bom comportamento – o que manda uma mensagem bastante confusa. Como uma dupla de pesquisadores explicou: "Pais podem encorajar seus filhos a comer alimentos saudáveis, mas, ao mesmo tempo, recompensar o bom comportamento com alimentos que não são saudáveis. Isso ensina às crianças que algumas comidas fazem bem, mas que as que fazem mal podem ser obtidas por meio do bom comportamento".[16] Carregamos essa filosofia confusa até a vida adulta e, inclusive, a impomos a nossos filhos. Em uma pesquisa com universitários americanos, a maioria dos adultos que se recompensava com comida tinha sido recompensada com comida quando criança.[17]

Mas nos recompensar com comida traz novos problemas. Como acabamos de discutir, essas recompensas muitas vezes carregam sua própria bagagem emocional – os prazeres proibidos carregam muita culpa. Se a "recompensa" faz com que a pessoa se sinta triste, ansiosa e envergonhada, não é de fato uma recompensa, certo? Esse parece ser um problema maior entre as mulheres do que entre os homens, provavelmente porque elas são mais estigmatizadas em nossa cultura do que eles em casos de sobrepeso.[18] E é ainda pior para mulheres de dieta.[19]

Um dos motivos pelos quais nos recompensamos é algo chamado "permissividade". E somos permissivos o tempo todo, em todo tipo de ambiente. Um estudo sobre sacolas de compra reutilizáveis revelou que, embora as pessoas que levam suas próprias sacolas para fazer compras no mercado acabem levando mais comida orgânica (o que talvez não seja tão surpreendente), *elas também levam mais porcaria*, especificamente bolachas e salgadinhos. A boa ação de levar sua própria sacola ao mercado parecia lhes dar a permissão de ser mais indulgentes nas compras.[20] Quando fazemos algo que vemos como virtuoso, nos permitimos mais recompensas.

Mas todas essas recompensas podem facilmente sair de controle. Colocar os filhos na cama ou terminar determinado trabalho vale mesmo se recompensar com um monte de calorias tarde da noite? Lembre-se de que não se trata de sair para comemorar um aniversário ou um aumento. É uma questão de se recompensar por cumprir as tarefas mundanas do dia a dia.

Buda ensinou que, quando fazemos o bem e coisas virtuosas, não devemos ter qualquer expectativa de recompensa. Devemos fazer só porque é a coisa certa, não porque nos dá passe livre para mandar uma fatia de *cheesecake* para dentro.

Você vai cometer deslizes de vez em quando, lógico. É difícil perder esse hábito. Mas pense com cuidado na frequência com que você se oferece recompensa ou consolo e veja esses atos como de fato são: uma solução temporária que pode levar a um problema maior. E lembre-se da lição dos Espíritos Famintos: o ser insatisfeito nunca irá se satisfazer com comida.

CAPÍTULO 13

Atenção plena na comida

UMA DAS MUITAS REGRAS DE BUDA PARA SEUS MONGES E MONJAS era que eles deviam comer "com a atenção focada na tigela".[1] Isso parece estranho, talvez até meio rude. Qual é o problema de fazer um pouco de contato visual durante a refeição? Ou então de bater um papo? Por que o almoço precisa parecer um funeral?

A intenção de Buda provavelmente era encorajar a alimentação consciente.

Tem-se dado muita atenção ultimamente à atenção plena – corporações oferecem oficinas com esse tema para os funcionários, escolas de ensino básico ensinam atenção plena às crianças para que sejam mais empáticas e para que lidem melhor com a ansiedade. A atenção plena é hoje uma estratégia, um conceito e uma prática tão popular que se tornou uma das palavras da moda.

E essa ideia se estende à comida também. Alguns especialistas dizem que devemos prestar atenção no que comemos, em como comemos e em de onde veio a comida.[2] Alguns prometem perda de peso caso a pessoa se concentre e mastigue o alimento de trinta a cinquenta vezes – por garfada, o que é quase impossível. Quando você estiver pronto para engolir o primeiro bocado, é provável que já tenha esquecido o que estava comendo, o que seria o exato oposto da atenção plena. A comida teria se tornado uma gosma não identificável na boca, envolta em saliva.

Mas, apesar de toda a badalação, há algo de muito valioso na ideia, em especial em sua relação com a comida. Quando não comemos com toda a atenção, comemos sem consciência. Dois pesquisadores de Cornell perguntaram a 139 pessoas quantas decisões relacionadas a comida elas faziam em um dia comum – decisões como quando, o quê, quanto, onde e com quem iam comer.[3] Eles não apenas descobriram que as pessoas tomavam a maior parte daqueles decisões de maneira inconsciente mas também que *os participantes achavam que faziam duzentas escolhas a menos do que de fato faziam*. São duzentas decisões relacionadas a comida feitas sem atenção em um único dia. E alimentação inconsciente quase sempre significa comer mal e demais.

Então como praticamos a alimentação consciente? O primeiro passo é reconhecer que tipo de desatenção você costuma ter em relação à comida. Embora haja uma variedade de motivos pelos quais comemos sem prestar atenção, eles tendem a ser de três tipos. Vamos chamá-los de: alimentação multitarefas, alimentação emocional e alimentação até estufar.

O primeiro tipo de alimentação inconsciente é algo que todos fazemos de vez em quando, encaixando a refeição com qualquer outra coisa que precisemos ou que queremos fazer. Nossa alimentação costuma ser multitarefas. Você pode estar atrasado para alguma coisa, então come no caminho, dando umas mordidas quando o farol fecha. Talvez você coma diante do *laptop*, tentando trabalhar um pouco ao mesmo tempo. Ou você janta toda noite na frente da TV, algo que todos já fizemos em um momento ou outro.

Você provavelmente consegue pensar em muitos casos de alimentação multitarefas em sua vida, mas considere o exemplo extremo do cinema. Com os olhos colados na tela, devoramos punhados e punhados de porcarias, completamente inconscientes do quanto consumimos até que as luzes se acendam. Da próxima vez que for ao cinema, dê uma olhada no lixo a sua volta antes de sair: a pipoca derrubada, as caixas de doces jogadas no chão, os copos de bebida apoiados nas laterais das poltronas. É a verdadeira imagem do arrependimento – pessoas passando por cima daquela sujeira como se tivessem vergonha de suas próprias escolhas ruins.

Um estudo descobriu que frequentadores de cinema comem 45% mais pipoca quando ela vem em uma embalagem maior do que na de tamanho médio.[4] Nossa tendência a mastigar inconscientemente é tão forte que até pessoas que *não gostavam* de pipoca comeram 33% mais com a embalagem grande nas mãos! Em outro teste, 62 mulheres participaram de dois encontros de trinta minutos, depois de ter ficado por duas horas sem comer antes de cada encontro. Em um encontro, elas se sentaram em um cômodo com inúmeros petiscos e sem mais nada para fazer. Em outro, os mesmos petiscos estavam disponíveis, mas elas assistiram a um episódio de *Friends**. Em ambos os casos, foi dito a elas que poderiam comer quanto quisessem. Em média, as mulheres comeram *55% mais* enquanto viam TV do que quando ficaram ali sem nada para fazer por meia hora – ainda que provavelmente estivessem mais inquietas e entediadas sem o programa.

* "Aquele do suéter vermelho", caso esteja se perguntando. Ele foi escolhido porque não tinha "imagens muito emotivas ou referências diretas à comida". E ainda assim era muito bom.

É claro que ninguém vai deixar de comer pipoca no cinema. E comer um pedaço de pizza enquanto assiste ao seu programa preferido com certeza não é o fim do mundo. Mas, se você faz esse tipo de coisa o tempo todo, sua falta de atenção vai levar a quilos a mais, simples assim. É muito mais provável que você coma fora da sua janela quando o faz sem pensar.

Se você se identifica com a descrição, sugerimos que faça o seguinte: tente comer sem fazer qualquer outra coisa ao mesmo tempo. Sem ver TV, sem trabalhar, sem dirigir, sem dar uma olhada no Facebook. Apenas coma. Você vai ficar surpreso com a diferença. E vai notar que, na ausência de uma tela ou de outra atividade, é forçado a de fato olhar para a comida, como Buda pediu a seus monges. E, quando você olha para a comida, quando presta atenção ao que, ao quando e ao quanto, faz melhores escolhas. Essas escolhas vão ajudar você a seguir rumo ao seu objetivo e a continuar comendo menos, melhor e, o mais importante, apenas dentro daquela janela crítica.

Pesquisas mostram que mesmo pequenas mudanças podem ter um grande impacto. Em um estudo, pessoas tiveram que restringir a alimentação em casa à cozinha ou à sala de jantar.[5] Como resultado, elas perderam peso. Outras foram instruídas a, se em qualquer momento achassem que poderiam comer quando não estavam exatamente com fome, dizerem primeiro (em voz alta): "Não estou com fome, mas vou comer mesmo assim". Elas perderam ainda mais peso. Sim, sempre haverá aqueles dias em que você vai ter que comer enquanto realiza outra atividade – durante o trabalho, talvez, ou no carro. Mas isso não deve ser um hábito. Se você tem comido tanto na frente do computador que seu teclado já acumulou migalhas para um sanduíche inteiro, é hora de parar.

O segundo tipo de alimentação inconsciente é a alimentação emocional. Falamos a respeito no último capítulo, mas vale a pena enfatizar. Alimentação emocional é quando comemos porque estamos felizes, tristes, com raiva ou entediados. E fazemos isso por bons motivos – estudos demonstraram que apenas pensar nas comidas que tradicionalmente nos reconfortam já faz com que as pessoas se sintam menos sozinhas, talvez porque isso nos lembra de nossos vínculos com os outros.[6] Mas, se você costuma comer motivado pelas emoções, está sabotando esta dieta. Sentimentos não estão ligados a determinadas horas do dia, e muitos de nós fazem suas piores escolhas tarde da noite, como uma tentativa de relaxar depois de um dia estressante. Você não vai ter sucesso na dieta de Buda se permitir que suas emoções controlem o que come e façam com que desrespeite a janela alimentar.

O terceiro tipo de alimentação inconsciente é comer até estufar. Isso acontece mesmo que você esteja fazendo todas as outras coisas direito – se come sentado, usando um prato, concentrado, sem fazer qualquer outra coisa. Se você já disse "comi demais" é uma vítima desse tipo de alimentação. Quando fazemos isso, nem temos aquela sensação boa que a alimentação emocional pode nos fornecer. Só nos sentimos nojentos.

Isso costuma acontecer porque comemos rápido demais. Quando pequenos, com frequência comíamos rápido porque queríamos fazer outra coisa, como brincar com os amigos. Sempre temos que dizer às crianças: "Mais devagar! Mastiga!". Mas, mesmo adultos, ainda não sabemos nos controlar sozinhos. E, porque não conseguimos comer mais devagar, não paramos até que seja tarde demais. Quando nosso corpo já comeu o bastante, ele produz leptina, um hormônio que faz com que o cérebro pare de procurar comida.[7] Mas leva algum tempo para que esse hormônio seja liberado, chegue até o cérebro e transmita as informações. Isso não é um problema se você estiver procurando comida na floresta – provavelmente não conseguiria encontrar muito mais comida antes que o recado fosse recebido. Mas, no mundo moderno, comemos, comemos e comemos até que finalmente o alerta chega ao cérebro, que nos manda frear na hora. A essa altura, já demos pelo menos dez garfadas a mais do que deveríamos. Isso é parte do que está por trás das sugestões extremas de mastigar a comida tantas vezes – isso diminui a velocidade com que você come, de modo que o cérebro possa acompanhar.

Como você sabe quando já comeu o bastante? Nem sempre isso acontece. Na verdade, somos tão ruins em julgar quanto devemos comer que nosso cérebro muitas vezes precisa recorrer a dicas externas, como o fato de termos terminado o prato. Assim como os frequentadores de cinema distraídos de quem falamos, voluntários de pesquisas que recebiam um prato maior comiam muito mais do que aqueles que recebiam pratos menores.[8] E o pior: eles nem se davam conta – 73% insistiam que haviam comido a mesma quantidade, e 19%, que tinham comido menos! Do mesmo modo, pessoas que comem sopa em uma tigela "sem fundo" (em que a sopa vai sendo reposta através de um tubo escondido na mesa) comeram quase duas vezes mais do que as que tinham uma tigela normal.[9]

Mas, diminuindo o ritmo e prestando atenção, você vai ter uma ideia muito melhor sobre se comeu o suficiente ou não. O objetivo é comer de modo a ficar satisfeito com o que ingeriu e desfrutar, em vez de comer até que não haja mais espaço. Pare um momento para respirar entre as garfadas. Tente perceber o que está comendo, qual é o gosto, qual é a sensação. O sinal do seu estômago para o seu cérebro precisa sair na frente e não vai conseguir se você estiver comendo rápido demais. Se comer até ficar cheio é uma parte regular da sua rotina alimentar, você precisa seguir o mesmo conselho que lhe deram quando criança: *vá devagar.*

Não é preciso comer em silêncio, com os olhos fixos no prato, como os monges fazem – da mesma forma que não precisa parar de comer imediatamente após o meio-dia. Mas a dieta de Buda exige que prestemos pelo menos alguma atenção na comida. A alimentação consciente não precisa se tornar uma obsessão. A princípio, talvez você precise se lembrar para atentar ao que come e bebe. Mas, com o tempo, isso se torna tão natural que não exige esforço. Você não vai comer no piloto automático, só para ter algo a fazer. Em vez disso, vai perceber que desfruta da comida de maneira mais plena e que percebe quando já comeu o bastante.

CAPÍTULO 14

Conquistando Buda

EM MUITOS ASPECTOS, A DIETA DE BUDA PARECE MUITO MAIS FÁCIL para monges e monjas do que para o restante de nós. Eles vivem sozinhos, como eremitas solitários, ou com seus pares, que pensam igual e seguem as mesmas regras. Não são convidados para festas de aniversário de amigos, não saem à noite e não têm filhos que querem comer bem depois que sua própria janela alimentar fechou.

É verdade. Muitos de nós levam uma vida complicada, cheia de tentações e distrações. Talvez precisemos ficar até tarde no trabalho ou comparecer a reuniões familiares que se estendem pela noite. Viver ou conviver com pessoas que comem em horários muito diferentes torna a dieta de Buda mais difícil. Mas muitas pessoas superaram esses obstáculos, de modo que você também pode.

Encontros são um desafio óbvio. Como você para de comer às 19h ou 19h30 se vai sair com alguém às 20h?

Almoços, cafés da manhã e da tarde – todos são boas opções, talvez mais casuais e tranquilas, do que encontrar para jantar, sobretudo quando se está começando a sair com alguém. Se você já teve um primeiro encontro que não correu bem, sabe que pode ser difícil encerrar a noite de maneira educada, a não ser fingindo cansaço – ou, em caso de emergência, com a terrível ligação falsa. Um encontro no almoço ou para tomar um café tem um fim mais natural. Todo mundo espera que as outras pessoas também tenham outras coisas para fazer durante o dia, de modo que não tem nada de mais em ir embora.

Tampouco há uma regra sagrada de que encontros precisam envolver comer – ou beber. O que conhecemos como "restaurante" parece ter aparecido pela primeira vez há cerca de trezentos anos na França, mas os casais se encontravam e se apaixonavam séculos antes disso. Se pensar a respeito, ver uma pessoa jantar não é um jeito particularmente bom de conhecê-la. E, embora o álcool possa ajudar a relaxar no primeiro encontro, é melhor tomar decisões românticas sóbrio.

Então considere opções sem comida pelo menos em alguns dos seus encontros. Vocês podem fazer uma caminhada, visitar um museu, ver um show, passear por um bairro interessante ou em um parque. Todas essas opções têm a vantagem de não exigir que vocês fiquem sentados um diante do outro se encarando por horas e ainda fazem assuntos surgirem de modo natural. Muitas pessoas acham que esse tipo de encontro ativo é menos desconfortável que jantar – e você pode marcá-lo dentro ou fora da sua janela alimentar.

Não é que você *nunca* possa sair para comer ou beber à noite se seguir a dieta de Buda. Você pode usar sua noite da escapada para um encontro. Algumas pessoas acham útil ter uma data específica para sair, então você pode deixar as sextas ou os sábados reservados para se aventurar.

Para algumas pessoas, encontros podem promover outros desafios em termos de alimentação. Estudos demonstraram que "estresse interpessoal" leva a comer demais, particularmente em mulheres. Cientistas chegaram a medir hormônios envolvidos na regulação do apetite e descobriram que o nível daquele que provoca a fome (grelina) sobe enquanto o nível daquele que faz com que você se sinta satisfeito (leptina) cai quando as mulheres vivenciam uma tensão interpessoal.[1] E sabe o que pode envolver muita tensão interpessoal? Sair com alguém. Então tome cuidado. Tenha em mente que pode ser necessário um esforço a mais para se manter na dieta de Buda quando se experimenta os altos e baixos dos relacionamentos amorosos.

Mas e quanto ao outro extremo do espectro? Como se manter na dieta de Buda se você já tem filhos que comem a qualquer hora do dia e da noite?

Em geral é possível posicionar sua janela alimentar de modo que pelo menos parte das suas refeições seja realizada no mesmo horário das refeições da sua família – e com frequência o mais fácil de sincronizar é o jantar. Se seus filhos comem às 18h, planeje tomar café depois das 9h, preferencialmente às 9h30. Pode parecer difícil a princípio, mas é uma coisa a menos com que se preocupar quando estiver aprontando as crianças para sair pela manhã. Dê comida a seus filhos e os mande para a escola, depois faça um intervalo para tomar seu próprio café mais tarde.

Faz sentido tentar incluir as crianças na dieta de Buda? Por mais difícil que seja estudar nutrição em adultos, não é tão difícil quanto estudar em crianças. Experimentos controlados são quase impossíveis. Isso faz com que seja difícil conseguir bons dados relativos à alimentação das crianças. Muito do que os especialistas recomendam vem apenas de estudos com base em observação, ou mesmo senso comum. Então, se seus filhos estão crescendo saudáveis, não há motivo para fazer uma mudança na dieta deles. Não é aconselhável criar uma ansiedade relacionada à comida ou ao peso neles se estão se saindo muito bem até agora.

Além disso, pesquisas mostram há anos que impor restrições alimentares a crianças em geral é contraprodutivo e faz com que elas comam mais quando não estão com fome, tenham menos capacidade de autorregular a alimentação e acabem ganhando peso.[2] Um estudo de uma década atrás com mais de cem pais e seus filhos concluiu que "o controle dos pais não tem impacto na alimentação da criança" e que "usar comida para controlar o comportamento na verdade tem o efeito inverso".[3] Trabalhos mais recentes confirmam que restringir certas comidas parece aumentar a preferência das crianças por elas, fazendo-as comer em maior quantidade quando podem.[4] E tudo isso só parece piorar depois que os filhos saem de casa.

O que parece ajudar as crianças é ter uma alimentação saudável como modelo. Foi feito um estudo na Inglaterra com mais de duzentos adolescentes quando ainda moravam na casa dos pais e doze meses depois de se mudarem. Os resultados foram evidentes: "o comportamento dos pais é um indicativo muito melhor do comportamento de um filho depois que ele sai de casa do que o controle por parte dos pais".[5] Ou, colocando de outra maneira: "parece que o que os pais fazem tem maior impacto sobre os filhos no futuro do que o que eles dizem".

Então, se seus filhos já estão brigando com a balança, manter você mesmo uma dieta saudável e sustentável talvez seja o melhor remédio que você pode oferecer a eles. A dieta de Buda pode ajudá-los a desenvolver bons hábitos, como não comer por tédio ou estresse e não comer tarde da noite. Tenha em mente que crianças muitas vezes têm ainda mais dificuldade do que os adultos de seguir regras complicadas relacionadas à alimentação, e se eles fazem muitas de suas refeições na escola ou com amigos podem ter ainda menos controle quanto ao que exatamente comem. A simplicidade da dieta de Buda talvez seja atraente para eles, e ela vai ajudar a desenvolver uma atitude saudável em relação à alimentação que poderá ser mantida para sempre.

Seus filhos não vão estar interessados em ouvir sobre os hábitos alimentares de um príncipe indiano que viveu milhares de anos atrás, mas vão compreender a regra simples de não comer depois de certo horário. Você pode dizer que a cozinha fecha depois de determinada hora, que vocês não gerenciam um restaurante 24 horas. Eles podem continuar comendo se quiserem, mas vão ter que se virar. Quando os pratos estiverem na pia ou na máquina de lavar e a mesa estiver arrumada, é hora de encerrar. Talvez eles façam um lanche sozinhos, talvez esperem e tomem um café da manhã reforçado, mas com certeza não vão morrer de fome.

Às vezes, fazer sua dieta é ainda mais desafiador por causa do cônjuge ou parceiro do que por causa dos filhos. Embora algumas tradições budistas tenham regras mais liberais agora, os primeiros monges e monjas de Buda não podiam se casar ou ter relacionamentos românticos em geral. Eles podiam viver de acordo com as regras de Buda quanto a onde dormir e o que usar sem ter que negociar aquilo com mais ninguém. Mas, para aqueles de nós que moram com outro adulto, grande parte da vida envolve negociação. E a comida não é exceção.

Como com as crianças, você deve ser capaz de planejar sua rotina de modo que o horário de algumas refeições coincida com as do parceiro, – mas ele ou ela talvez tenha que mudar um pouco seu próprio horário. Talvez você possa colocar o café da manhã um pouquinho mais tarde para que consigam jantar juntos. Se trabalhar até tarde é uma realidade para um ou ambos, então talvez seja possível se encontrar cedo para jantar e depois colocar mãos à obra. Ou tente o oposto: reserve um tempo para tomar café juntos pela manhã, sabendo que você vai jantar cedo demais para que possam comer juntos à noite.

É lógico que você pode tentar convencer seu parceiro a se juntar a você na dieta de Buda. Mas recomendamos uma abordagem *bastante* delicada. "Provocações relacionadas a peso e outros comentários relacionados a peso que possam magoar" são extremamente contraprodutivos,[6] de acordo com pesquisas, o que não chega a ser surpresa. Estudos mostraram que mesmo "encorajar" que seu parceiro faça uma dieta geralmente é percebido como algo "inerentemente crítico e negativo", além de ser associado com o desenvolvimento de distúrbios alimentares sérios.[7] Os efeitos parecem ser piores quando são homens se dirigindo a mulheres, mas a verdade é que ninguém acha esse tipo de coisa útil.

Então, mais uma vez, sua melhor aposta é convencer seu parceiro por meio do exemplo da sua dieta. Budistas tendem a enxergar as coisas no longo prazo e a evitar o proselitismo. Afinal de contas, Buda acredita que todos temos o nosso tempo – se não atingirmos a iluminação nesta vida, sempre haverá outra. Ao mesmo tempo, ele ensinou que cada vida é preciosa e deve ser vivida plenamente. O que quer que faça, não brigue por causa de comida. Lembra-se do estudo sobre apetite e estresse interpessoal? Pessoas em casamentos conflituosos também apresentam maiores níveis do hormônio da fome.[8]

Assim que seu parceiro vir você com uma ótima aparência e se sentindo bem, pode querer trilhar o mesmo caminho. Lembre-se de que, embora nem todos estejam insatisfeitos com o próprio peso, muitos de nós gostaríamos de mudar o tipo de coisa que comemos. Seu cônjuge ou parceiro pode descobrir que seguindo as regras simples da dieta de Buda vai comer menos porcaria, comer menos e dormir melhor. E, decidindo tentar a dieta ou não, logo terá um parceiro mais saudável e feliz: você.

CAPÍTULO 15

Buda no trabalho

OUTRO OBSTÁCULO QUE MUITOS DE NÓS ENFRENTAM COM A DIETA de Buda é o trabalho. Há um problema matemático simples: se sua janela alimentar é de nove horas por dia e você passa pelo menos oito horas por dia no trabalho, vai ter que fazer pelo menos parte das refeições no trabalho. E estamos incluindo todo tipo de trabalho aqui. Se você é uma mãe ou um pai que fica em casa, pode ser ainda mais suscetível a escolhas alimentares ruins; além disso, sua jornada de trabalho se estende por muito mais do que nove horas. Se você trabalha em horários alternativos, tem outro desafio importante a considerar.

Comer saudável no trabalho – qualquer que seja ele – não é fácil. Como um estudo explicou: "pesquisas recentes sugerem que um terço dos funcionários se sente pressionado pelos gerentes a trabalhar durante o almoço, e o mesmo número come na mesa de trabalho".[1] Metade dos funcionários de escritório entrevistados disse que tinha trabalho demais para fazer um intervalo e almoçar de verdade. Se você é uma mãe ou um pai que fica em casa, isso pode ser duplamente verdade: sua programação é ditada pelos filhos, que são reconhecidamente chefes exigentes.

Um dos desafios de comer na mesa do trabalho ou enquanto cuida das crianças em casa é que você provavelmente não presta muita atenção no que está fazendo. No escritório, você usa o computador ou o telefone, lidando com múltiplas tarefas ao mesmo tempo. Em casa, você talvez tente encaixar o almoço entre uma consulta médica, uma parada no parque, coisas a resolver na rua e a soneca – infelizmente, não a sua. Já tivemos um capítulo inteiro sobre as armadilhas da alimentação multitarefas: simplesmente não fazemos boas escolhas quando não estamos prestando atenção. E não sabemos a hora de parar quando comemos no piloto automático. É muito mais provável que você coma de maneira saudável com *um pouco* de concentração.

Um intervalo para um almoço de verdade faz muito mais do que te ajudar a comer direito. Assim como nosso metabolismo precisa de uma folga da comida, nossa mente precisa de uma folga do trabalho. Precisamos de tempo para nos recuperar do estresse relacionado ao trabalho – não só no fim do dia, mas, se possível, no meio também. Alguns pesquisadores acreditam que a falta de tempo para essa recuperação é um problema maior para a saúde do que a enorme quantidade de estresse em si que suportamos.[2]

Um estudo com 103 funcionários administrativos em uma grande universidade norte-americana descobriu que aqueles que relaxavam durante o almoço ficavam menos fatigados no fim do dia.[3] É interessante notar que não era apenas trabalhar no horário de almoço que deixava os funcionários exaustos: socializar no almoço tinha efeitos similares. Às vezes, precisamos de uma folga não só do trabalho, mas também dos nossos colegas.

Se você é uma mãe ou um pai que fica em casa, talvez nesta parte do capítulo balance a cabeça em desespero, sabendo que a ideia de um almoço tranquilo é risível. Talvez a única folga de seus "colegas de trabalho" em miniatura seja quando você se tranca no banheiro. Mas ainda há um bom motivo para se esforçar em conseguir alguns minutos para um almoço saudável de verdade. Um estudo de 2011 com pais recentes descobriu que jovens mães consumiam mais bebidas com açúcar e mais gorduras saturadas que as mulheres que não tinham filhos.[4] (E as que não tinham filhos também comiam mais vegetais saudáveis.) Talvez isso não seja surpresa – é difícil cuidar de si mesmo quando se está tão envolvido em cuidar dos filhos. Mas há outras coisas que você pode fazer para se ajudar a atravessar o dia sem que seus filhos sabotem sua dieta. Talvez você tenha que comer na hora da soneca, de modo que possa dar pelo menos quinze minutos de atenção à comida. Ou, se não estiver com fome nesse horário (ou seus filhos já não tirarem sonecas), você pode usar alguns minutos da noite anterior para pensar no que preparar para comer na correria do dia seguinte. Tudo o que puder fazer quando tiver um pouco de tranquilidade (note que dissemos um pouco – somos pais também) vai ajudar a prevenir as más escolhas que tomamos quando estamos estressados, ocupados e cansados.

O mais importante, não importa com que trabalhe, é reconhecer o momento em que está mais vulnerável. Você já pode ter concluído que para obter sucesso com a dieta de Buda é preciso estar atento aos momentos de maior risco. No trabalho, corremos o risco de fazer más escolhas porque estamos estressados, sem tempo, lotados de coisa ou simplesmente não prestamos atenção. Isso é verdade quer você acabe em um restaurante de *fast-food* com as crianças ou fique preso à sua mesa por causa de um prazo apertado.

Para os que trabalham fora, há muitos indícios de que levar a atenção plena para o escritório ajuda não só você, mas a empresa também. Inúmeros estudos demonstraram que a atenção plena pode melhorar o desempenho dos funcionários[5] e reduzir a rotatividade de pessoal.[6] Parece inclusive estimular a criatividade.[7] Tirar um tempo para recarregar a bateria e retomar o foco durante o dia provavelmente contribuirá com seu trabalho a longo prazo. (E, se você for mãe ou pai, vai ter mais calma, mais atenção e estará menos propenso a perder o controle com as crianças.)

Quando você for comer no trabalho, procure fazer a refeição fora da sua mesa e sem pegar o telefone. Procure fazer um intervalo de verdade. Você não vai estar prejudicando a empresa, uma vez que evidências mostram que será mais produtivo e estará menos estressado quando voltar. Considere tomar o café em um intervalo durante a manhã, mesmo que seja só de quinze minutos. Você pode levar seu café ou encontrar um estabelecimento onde possa comprar algo saudável para comer.

Se for possível, reserve um intervalo mais longo para o almoço. Se você gosta de comer com os colegas, pode continuar fazendo isso, mas preste atenção se é algo estressante ou relaxante para você. (Muitas vezes acabamos comendo na mesa só para não ter que socializar.) Se for almoçar com seus filhos, é provável que isso seja um pouco estressante *e* um pouco relaxante ao mesmo tempo, podendo passar de uma coisa a outra rapidamente. De vez em quando, procure dar uma volta na hora do almoço, se possível. Um estudo na Austrália descobriu que uma curta caminhada durante o almoço aumenta a disposição, relaxa e reduz o nervosismo e o estresse em geral.[8] Isso pode ser fácil: basta escolher um lugar um pouco mais distante para comer do que a cozinha ao fim do corredor ou um restaurante no seu quarteirão. Seria melhor ainda se você conseguisse ir a um parque ou entrasse em contato com um pouco de natureza[9] – mas para muitos de nós que trabalham em cidades pode ser pedir demais.

E se o seu trabalho exige que você entretenha clientes à noite ou saia para jantar com compradores e colegas? Se tomar um drinque depois do trabalho bastar, você pode tentar o velho truque de tomar água gasosa com limão – uma bebida com zero caloria que parece bastante com um gim-tônica. Mas se você *precisa* comer à noite, ainda restam algumas opções. Se é uma obrigação ocasional, restrita a uma vez por semana, pode usar as noites de escapada para isso.

Se esses jantares forem mais frequentes, você vai ter de atrasar sua janela alimentar. Se não for parar de comer antes das 20h, só pode tomar café às 11h. Não é a programação ideal – pode ser difícil atravessar a manhã só com café preto ou chá, e comer assim tarde provavelmente é pior para o seu corpo do que um ritmo mais natural, que acompanha o sol. Mas nada é tão ruim quando comer o dia todo, então não deixe que as exigências do seu trabalho o impeçam de experimentar a dieta de Buda. Nenhuma dieta funciona a não ser que você de fato consiga fazê-la. Descubra uma janela alimentar que possa seguir e se mantenha nela.

Trabalhar em casa – seja cuidando das crianças ou fazendo alguma outra coisa – tem suas próprias armadilhas. Além de estar sempre em serviço, você nunca está muito longe da cozinha, de modo que a tentação de beliscar pode ser mais forte. Manter a disciplina e fazer boas escolhas alimentares quando o dia não segue o ritmo de um escritório pode ser difícil. É preciso muito planejamento e vigilância, mas é possível.

Trabalhos em horários alternativos – concentrados nas horas da noite – tornam a dieta (e o sono) ainda mais complicada. Muitos estudos os ligam à obesidade e a outros problemas metabólicos,[10] assim como a aumento do estresse e a um sono pior[11] (que por sua vez contribuem para problemas de peso). Pessoas que trabalham nesses horários normalmente têm uma dieta menos saudável e ganham mais peso com o passar do tempo.

É difícil limitar sua alimentação a uma janela de nove horas durante o dia se você trabalha à noite – talvez até impossível. Como discutimos no capítulo 4, "A dieta de Buda", essas pessoas talvez só possam tentar melhorar ao máximo uma situação ruim. De novo: a pior dieta é aquela em que você come a qualquer hora do dia ou da noite, então, mesmo que comer apenas à noite não seja o ideal, certamente será melhor.

O *jet lag* também pode tirar a alimentação de sincronia. Se seu trabalho envolve viajar bastante, você vai ter que lidar com a dieta de Buda em meio à diferença de fuso horário. A melhor abordagem é se adaptar ao "novo" horário o mais rápido possível. Se conseguir, não coma imediatamente antes do voo e fique em jejum até chegar ao seu destino. Então faça uma boa refeição no horário local apropriado e se mantenha na programação da dieta de Buda a partir dela.

Por sorte, há evidências de que isso inclusive ajuda na adaptação ao novo horário. Os sintomas básicos do *jet lag* – sonolência durante o dia e não conseguir dormir durante a noite – são consequências da tentativa do corpo de manter nosso relógio interno sincronizado com o ciclo luz/escuridão anterior. Mas parece que, quando não há comida "durante o dia", o corpo naturalmente se mantém acordado "à noite". Então, mesmo que você acorde às três da manhã, não peça serviço de quarto nem assalte o frigobar. Alimente-se no horário local certo e seu relógio interno vai se acertar mais rapidamente.[12]

Além disso, muitos de nós sofrem um pequeno "*jet lag*" todos os fins de semana, permitindo-se dormir até mais tarde do que o normal.

Em uma pesquisa, um terço dos adultos pôde usufruir de duas horas desse *jet lag* a cada fim de semana, enquanto dois terços puderam usufruir de uma hora. Isso pareceu contribuir para o fator obesidade.[13] Outro estudo relacionou dormir mais no fim de semana não apenas à maior resistência à insulina e a um índice de massa corporal mais alto, mas também a níveis mais baixos de colesterol bom.[14] Então, por favor, cuidado com os domingos preguiçosos. Independentemente da sua agenda de trabalho, mantenha uma janela alimentar consistente nos dias de folga e tente dormir o bastante nos dias de semana, para não abusar no sábado e no domingo.

Como vamos discutir mais para a frente neste livro, Buda considerava o "sustento correto" um dos oito componentes essenciais no caminho para a iluminação. Trabalhar é parte integral da vida para a maior parte dos adultos. Seja dentro ou fora de casa, das 9h às 18h ou em horários alternativos, manter-se na dieta de Buda no trabalho será essencial para seu sucesso.

Tudo se resume a focar em sua comida, dando a atenção e o tempo que ela merece. O trabalho é importante por uma série de motivos. Mas, independentemente disso, a comida não deve se tornar algo que vem depois. Reserve um tempo no qual sua mente esteja nela, mesmo que seja curto.

CAPÍTULO 16

No lixo ou na barriga?

QUANDO CRIANÇA, MUITOS DE NÓS FORAM INSTRUÍDOS A LIMPAR O prato. Às vezes isso tinha relação com a sobremesa. *Você só pode comer bolo quando terminar de jantar.* Às vezes, estava relacionado a prevenir a fome. *Se não comer agora, vai ficar com fome mais tarde.* Às vezes, estava relacionado a dinheiro. *Essa comida foi cara, agora você vai ter que comer tudo.* E às vezes estava ligado a desperdício e, talvez, um pouco de culpa. *Várias crianças pobres não têm o que comer, e você vai jogar isso fora?*

As pessoas odeiam desperdiçar comida. Mas desperdiçam de qualquer jeito. E muito. Na América do Norte, cerca de 42% de toda a comida é desperdiçada, chegando a 1.520 calorias por pessoa.[1] Isso significa que todos os dias cada indivíduo desperdiça quase tanta comida quanto o necessário para alimentar *outra* pessoa no mesmo período. Todo esse lixo lota os aterros sanitários e aumenta enormemente as emissões de metano, um dos gases do efeito estufa, contribuindo para o aquecimento global. E leva a um enorme desperdício de água, fertilizantes e terras.

Em muitos aspectos, nos tornamos mais responsáveis no que diz respeito à comida. Nos preocupamos com a procedência. Compramos cada vez mais alimentos orgânicos, locais, obtidos de maneira mais cuidadosa.

Mas ainda jogamos muito dessa comida no lixo. E, embora muito desperdício de comida ocorra durante a produção, o embalo e a distribuição, bem antes de chegar ao nosso carrinho de supermercado, mais de 60% ocorrem depois da compra.[2]

Como mencionamos, é provável que você tenha crescido ouvindo que não devia desperdiçar comida. Em um estudo de 2003 com 122 americanos adultos, *mais de 80%* se lembravam de receber ordens para limpar o prato a cada refeição.[3] Dependendo da sua idade e de onde cresceu, você, seus pais ou seus avós talvez até tenham experimentado escassez de comida durante uma guerra, quando o desperdício era tratado como uma afronta ao país. Se você pudesse voltar no tempo e contar aos seus tataravós que hoje há tanta comida disponível que a obesidade é uma epidemia e jogamos comida fora regularmente, é provável que eles ficassem incrédulos e chocados ao mesmo tempo.

Mas aqui estamos nós.

O primeiro passo para reduzir o desperdício é comer apenas o que você precisa, modificando sua programação mental. Você vai ter que desperdiçar um pouco de comida agora para não desperdiçar mais depois. E vai ver por que logo mais.

Esse processo vai ser desafiador – lembre-se de que você provavelmente está tentando apagar anos de ideias arraigadas sobre o desperdício de comida. O que queremos que faça é: a cada refeição, assim que estiver satisfeito, que sentir que já comeu o bastante, considere cuidadosamente se o resto da comida estará melhor no lixo ou no seu corpo. Em outras palavras, é preciso fazer uma escolha: você pode *usar* a lata de lixo ou *ser* a lata de lixo.

A resposta instintiva talvez seja que é melhor que essa comida que você não quer vá para dentro do seu corpo, onde poderá fornecer nutrição e energia, em vez de acabar no lixão. Mas lembre-se de que você está satisfeito. Que não pretende se arrastar até uma caverna para hibernar durante o inverno. E que você vai comer *de novo* em algumas horas. Não apenas não precisa de comida, como pode inclusive se sentir mal se continuar comendo. Além disso, o que você talvez se sinta obrigado a terminar de comer pode não ter nenhum valor nutricional.

Então, de novo: você realmente quer ser a lata de lixo?

Ser a lata de lixo pode significar comer mais do que gostaria. Significa calorias a mais, peso a mais e possivelmente doenças relacionadas a esse peso. Também significa ignorar os sinais de que você está cheio recebidos por seu cérebro. Seu corpo diz: *Por favor, não coma isto.* Mas você o ignora. E diz a ele: *Sim, eu sei que você não quer mais que eu coma, mas sinto muito, não posso desperdiçar.*

E se, em vez disso, você escolhesse a lata de lixo certa, ou seja, a lata de lixo *de verdade*? Ou, melhor ainda, uma composteira, que permite que as sobras nutram a terra no futuro? Você estaria desperdiçando comida? Com toda a certeza. Mas comer não vai ajudar ninguém. Se você de fato sente que poderia comer a mesma coisa no dia seguinte, ou na próxima refeição, ótimo: guarde até lá. Se estiver em um restaurante, peça que embrulhem as sobras para levar. Mas pense com cuidado sobre isso também. Às vezes, levar comida para casa só significa que você vai descobrir uma embalagem misteriosa no fundo da geladeira uma semana depois e então jogar fora, desperdiçando tanto a comida quanto a embalagem. Você se conhece melhor que qualquer outra pessoa. Seja honesto. Vai comer aquilo depois? Não? Então jogue na composteira agora.

Nos forçar a limpar o prato significa dar a outra pessoa controle sobre quanto comemos. Pode ser o *chef* do restaurante, ou a fábrica que empacota a comida ou até mesmo seu parceiro ou amigo, se tiver a sorte de alguém cozinhar por você – mas, de qualquer maneira, não será o seu corpo que estará no controle. Pense na última vez que saiu para comer macarrão. Como a maioria de nós, você deve ter limpado seu prato de penne, ravióli ou o que quer que tenha pedido. Mas o cozinheiro sabia precisamente quanto você queria comer e serviu a quantidade certa? As chances de isso ter acontecido são praticamente zero. Talvez você tenha comido em um restaurante de estilo caseiro, que enche o prato como uma avó italiana, ou talvez em um daqueles lugares da moda que servem porções minúsculas que mais parecem uma obra de arte. De qualquer maneira, a quantidade de comida que veio tinha pouco a ver com quanto você precisava ou queria comer.

Na maior parte do tempo, nem sabemos quanto estamos comendo. Muitos estudos demonstraram quão suscetíveis somos a dicas visuais de quanto comer. Em um, pessoas que usaram um prato maior (com 25 cm de diâmetro) se serviram 50% a mais em um bufê de comida chinesa à vontade do que aqueles que usaram pratos menores (com 20 cm de diâmetro). Mas eles não só pegaram e comeram mais, também desperdiçaram 135% a mais.[4] Os mesmos pesquisadores conduziram outro estudo em que dividiram de modo aleatório um grupo de pessoas em dois bufês – um com pratos com 23 cm de diâmetro e outro com pratos de 28 cm –, nos quais só poderiam se servir uma vez. As pessoas com os pratos maiores pegaram *90%* a mais de comida.

Esse tipo de coisa está profundamente arraigado em nós. A maior parte dos voluntários desses estudos negou de forma veemente que fatores como tamanho de prato estavam relacionados a quanto comiam. A boa notícia é que isso significa que a maioria das pessoas usando pratos menores vai comer menos e desperdiçar menos sem nem notar. A melhor maneira de desperdiçar menos comida é se servir de menos comida – e um modo de se servir menos comida é usar pratos menores. Nem sempre é fácil. Dois cientistas estudaram louças antigas à venda no eBay e descobriram que os pratos americanos ficaram 23% maiores desde 1900.[5] Avaliando as descrições da Última Ceia, eles descobriram que a tendência remonta a pelo menos mil anos, com os pratos aumentando de tamanho cerca de 69% desde o ano 1000![6]

Se você tem filhos, também vai precisar tomar cuidado com algumas outras coisas. Primeiro, crianças são ainda mais suscetíveis a dicas visuais que adultos – então, quanto maior o prato, mais comida elas vão pegar.[7] Às vezes isso é bom – queremos que nossos filhos comam –, mas também pode levar a maior desperdício. Como pais, é importante não começar a terminar a comida deles também. Quando chega a hora de limpar os pratos, é tentador comer os restos do que quer que seja, em vez de "desperdiçar" a comida que pode ter dado trabalho para fazer – mesmo que você já esteja plenamente satisfeito. É preciso parar com isso. Não se preocupe em limpar seu próprio prato, muito menos em limpar o de qualquer outra pessoa.

Também é preciso dizer que as crianças seguem o nosso exemplo. Lembra-se do sinal que nos diz quando parar de comer? Elas também têm isso, desde bebês.[8] Encorajá-las a continuar comendo (seja com recompensas como sobremesa ou com ameaças de punição) vai acabar fazendo com que ignorem esse sinal por completo.[9] Pressionar as crianças a limpar o prato só vai levar a mais desperdício e a aumento de peso quando forem mais velhas.

Quem mora sozinho tem seus próprios obstáculos. Um estudo no Reino Unido descobriu que uma casa com quatro moradores desperdiça menos da metade da comida por pessoa que aqueles que moram sozinhos.[10] Talvez você esperasse o oposto – que famílias grandes com crianças desperdiçassem toneladas de comida. Mas o motivo provavelmente é que preparar apenas uma porção de comida às vezes é difícil, e alguns ingredientes costumam ser vendidos em grandes quantidades. Isso pode fazer com que comer demais seja uma verdadeira tentação para quem mora sozinho.

Ninguém quer desperdiçar comida. Muito do nosso desejo de não desperdiçar é bem-intencionado. Assim que você conseguir controlar sua tendência a comer as sobras, vai ter uma noção melhor de quanto desperdiça, o que vai definir a quantidade que deve comprar. E tudo isso levará a um desperdício menor *sem* comer a mais.

Nesse meio-tempo, tudo bem jogar comida fora. Só aprenda com isso. Da próxima vez, compre menos. Sirva menos. Peça menos. De certa forma, é um retorno aos antigos valores relacionados a comida e desperdício. Antes da era moderna da comida barata, as pessoas desperdiçavam menos porque tinham menos dinheiro para gastar. Como um pôster da Segunda Guerra Mundial implorava: "Um prato limpo implica uma consciência tranquila. Não pegue mais do que for comer".

O lugar mais óbvio em que você vai ter que lidar com o impacto dessa nova mentalidade é o mercado. Esse tipo de estabelecimento se desenvolveu ao longo do tempo. Gerações atrás, as pessoas faziam suas compras em locais variados. Iam ao açougue comprar carne, à padaria comprar pão. E em geral faziam isso todos os dias, comprando apenas o que precisavam para as próximas refeições. Mas agora podemos comprar tudo em um só lugar. E vivemos ocupados. A nova norma é comprar em grandes estabelecimentos, que oferecem tanto comida quanto televisões – e quanto maior melhor, em ambos os casos. Comprar em grandes volumes é encorajado mesmo em mercados menores. Talvez você tenha que se recondicionar a resistir à ideia das promoções hoje corriqueiras de "compre um, leve dois". Você precisa de dois? Se estragar, o fato de que saiu de graça não será motivo para se sentir melhor a respeito.

Ao fazer compras, é importante ser honesto quanto às suas intenções. Elas podem ser boas, como: *Vou cozinhar todas as noites esta semana!* Então você descobre que no meio da semana todo o otimismo por trás daqueles três pacotes de alface romana foi esmagado pelo trabalho, pela escola ou simplesmente pela vida. Uma semana depois, você nem sabe mais se a alface está boa. Alguns dias depois, tem certeza de que não está mais. Então vai tudo para o lixo. Seja realista em seus planos de cozinhar, não idealista. Talvez você deva fazer compras com mais frequência, levando menos coisas a cada vez. Você provavelmente sabe o que vai cozinhar hoje e já tem uma boa ideia do que poderia fazer amanhã. Uma ida a mais ao mercado deve ser um desperdício muito menor do que descartar comida que daria para uma refeição ou duas.

Conforme se acostuma a comprar menos, vai jogar menos fora também. A princípio, talvez se pegue indo com frequência demais ao mercado, enquanto descobre que volume de comida realmente consome. Mas logo vai encontrar um meio-termo. Vai comer menos. E vai gastar menos.

Você vai ter que fazer esse acerto em restaurantes também. O costume agora é que os garçons incentivem os clientes a pedir entradas e deixem pão na mesa. Antes mesmo de escolher um item do cardápio, já estamos comendo – e talvez demais. A menos que você goste de levar sobras para casa, os pratos em geral são grandes demais. Não há problema em pedir uma entrada e comer só isso. Às vezes, elas satisfazem. Ou faça como os espanhóis e tenha uma refeição de *tapas*. Ou ainda divida a entrada com outra pessoa.

O mais importante é se lembrar de que comer demais é só outra forma de desperdício. Sim, centenas de milhares de pessoas sofrem de desnutrição no mundo todo.[11] Mas você comer além da conta não as alimenta. A comida a mais já foi desperdiçada quando você comprou, cozinhou ou se serviu mais do que devia. Se forçar a comer agora é abordar o problema tarde demais. Comer a mais não resolve o problema do desperdício e ainda pode criar problemas de saúde para você e para sua família que só levarão a outros tipos de desperdício mais para a frente – de tempo, de dinheiro e até de uma vida.

CAPÍTULO 17

Fome ou hábito?

MUITOS DE NÓS TÊM TOLERÂNCIA MUITO BAIXA À FOME. TENDEMOS A PENsar em comer como algo que *precisamos* fazer, e não que *queremos* fazer – mais como respirar do que fazer compras, por exemplo. É lógico que precisamos comer para sobreviver. Mas tendemos a explorar esse fato incluindo todo tipo de desejo alimentar na categoria da necessidade. Exageramos nossa fome, usando hipérboles quando estamos apenas com uma leve fome. Com que frequência você diz que está "morrendo de fome" quando na verdade faz só algumas horas que fez sua última refeição? Ou quantas vezes ouviu alguém dizer que estava quase desmaiando diante de um serviço lento de restaurante ou quando a comida atrasou um pouco por algum motivo? Se estivéssemos mesmo tão desesperados por comida, as ruas dos Estados Unidos não estariam cheias de corpos inconscientes e raquíticos?

A verdade é que muitas vezes nem *estamos* com fome quando comemos. Fazemos isso mais por hábito que por fome. E mesmo quando estamos com fome em geral comemos mais do que precisamos ou devemos – porque o gosto é bom, porque estamos acostumados com porções grandes ou só porque a comida está ali.

Você pode estar preocupado com a possibilidade de passar fome com a dieta de Buda. De fato, no início do dia, você pode sentir certa fome. Isso provavelmente porque costumava jantar tarde e ainda não ajustou sua alimentação diária de modo a compensar isso. Embora possa parecer ridículo pensar que não sabemos quando estamos com fome, muitas vezes confundimos essa sensação com outra. A maior parte do tempo, comemos porque *achamos* que estamos com fome, quando, na verdade, só procuramos uma distração – do estresse, do tédio, da tristeza. Então, quando estiver tentado a comer fora da sua janela, tire um momento para avaliar como se sente. Eis uma boa dica: se estiver entediado e com fome, estressado e com fome ou triste e com fome, provavelmente só está entediado, estressado ou triste. A parte da fome é só algo com que você se acostumou, sabendo que comer pode ser uma distração útil – mas não uma distração *saudável*.

A fome muitas vezes é o hábito disfarçado. Sua rotina diária se desenvolveu por uma longa história de treinar seu corpo a comer em determinados períodos e em determinadas situações. Do mesmo modo como os cães de Pavlov achavam que estavam com fome quando ele tocava o sino, você provavelmente se condicionou a sentir fome quando seus rituais da noite têm início, quer seja chegar em casa depois de um longo dia de trabalho ou se jogar no sofá depois que as crianças foram para a cama. Mas a boa notícia é que você também pode se treinar para não sentir fome. Os cachorros de Pavlov podiam ser treinados para qualquer coisa. Não precisavam comer quando ouviam o sino tanto quanto você não precisa comer pipoca quando vê TV.

Hábitos e rotinas são poderosos, mas podem ser revertidos. Charles Duhigg, jornalista do *New York Times*, explica em seu livro *O poder do hábito*[1] que hábitos são formados em três passos, que juntos formam um ciclo:

> Primeiro, há uma *deixa*, um gatilho que diz ao nosso cérebro para entrar no piloto automático e usar determinado hábito. Então vem a *rotina*, que pode ser física, mental ou emocional. Finalmente, vem a *recompensa*, que ajuda nosso cérebro a concluir se vale a pena recordar esse ciclo em particular.[2]

Não há nada de inerentemente errado com hábitos. Eles nos economizam muito tempo e energia. Se você tivesse que se lembrar de modo consciente de escovar os dentes todos os dias, é provável que esquecesse na metade das vezes, o que não seria bom para ninguém. Em vez disso, você tem uma deixa (como entrar no banheiro depois de acordar), uma rotina (escovar os dentes) e uma recompensa (talvez a sensação de limpeza na boca).

Note que não há nada no ciclo de escovar os dentes sobre evitar cáries ou deixar o hálito refrescante. Cáries demoram muito tempo para aparecer, de modo que não desenvolver nenhuma não pode ser a recompensa. Nosso cérebro precisa de um sinal imediato para que o ciclo se estabeleça, e para o bem ou para o mal a maioria de nós não consegue sentir o próprio hálito. Então, embora esses hábitos costumem começar com algo maior, um objetivo mais alto, eles existem de maneira independente do quadro geral. Se saísse hoje um novo estudo indicando que escovar os dentes é completamente desnecessário, você provavelmente escovaria amanhã mesmo assim. Depois que um hábito se forma, adquire vida própria, independentemente de sua motivação original.

Por sorte, pesquisas mostram que bons hábitos alimentares podem ser tão fortes quanto os ruins, de modo que esses ciclos podem funcionar a seu favor.[3] O primeiro passo é identificar o objetivo inicial. Vamos dizer que você costuma sentar em frente à TV no fim do dia comendo alguma coisa. Por quê? Talvez esteja tentando relaxar – mas não há nada de particularmente relaxante em salgadinhos. Não há motivo para não substituir esse hábito ruim por outra coisa, em uma espécie de reprogramação, de modo que possa relacionar ver TV com algo mais saudável. Talvez você possa sempre fazer um chá para levar com você ao sofá. Talvez você aproveite para dobrar a roupa enquanto vê TV. Pode não ser tão divertido quanto tomar uma taça de sorvete, só que é muito mais produtivo e não engorda nem um pouco.

Ou você pode criar um novo gatilho. Talvez todas as noites, depois de lavar a louça, você passe um tempo vendo o Facebook, lendo uma revista ou um bom livro. A deixa é terminar o trabalho na cozinha, a rotina é ver o Facebook ou ler e a recompensa é a mesma sensação de calma e relaxamento ao fim de um dia cheio – sem as calorias. Faça isso muitas vezes e se tornará automático. Talvez depois de um tempo você nem pense mais em comer porcaria.

Duhigg fala sobre beliscar no trabalho. Qual é o objetivo ao fazer isso? É provável que não seja matar a fome. É só um jeito de driblar o tédio? Se for o caso, "você pode facilmente encontrar outra coisa", ele diz, "como dar uma andada ou se permitir três minutinhos livres na internet", que forneça "o mesmo alívio sem aumentar a circunferência da sua cintura".[4] (Acreditamos que ele esteja brincando em relação aos três minutinhos, mas tente se restringir a menos de trinta.)

Em todos esses exemplos, a repetição é a chave. Ninguém cria um hábito com uma única tentativa – nem mesmo duas ou três. Como o dr. John Arden descreveu em seu livro *Vitalize seu cérebro*, a princípio hábitos exigem foco e esforço substanciais. Isso envolve o cérebro no processo. Mas, depois de um tempo, seu cérebro aprende o padrão e se reorganiza de modo a tornar esse hábito cada vez mais automático. Como ele explica, chega o momento em que "a prática o torna livre de esforço".[5]

Ao romper velhos hábitos, muitas vezes é útil procurar maneiras de mudar o ambiente ligado ao comportamento anterior. Sem ver as deixas de sempre, você não vai cair na antiga rotina. Há um motivo pelo qual os médicos encorajam fumantes a largar o cigarro durante as férias – o ambiente é outro e a rotina é diferente. É como se seu cérebro fosse temporariamente reprogramado, abrindo uma porta para mudanças mais permanentes. Se você estava acostumado a fumar nos intervalos do trabalho, quando estiver visitando um museu ou relaxando na praia não vai associar nada daquilo a uma dica para fumar. Lojas sabem disso há décadas. Um estudo de 1984 da Universidade da Califórnia em Los Angeles (UCLA) descobriu que pessoas passando por uma "mudança de *status*" – coisas importantes como mudança, casamento, nascimento de um filho ou divórcio – têm muito mais propensão a mudar sua marca de preferência.[6] Os departamentos de *marketing* descobriram como tirar vantagem disso. Se uma mulher de repente passa a comprar vitaminas pré-natais pode ser um indicativo de que há um bebê a caminho, e a enorme mudança é o momento perfeito para introdução de novas marcas e produtos.[7] Simplificando: mudanças são oportunidades de desenvolver novos hábitos.

Você não poderá sair de férias toda vez que quiser abandonar um velho hábito, e não recomendamos engravidar só para mudar um pouco a rotina. Mas, para engrenar na dieta de Buda, talvez queira evitar situações e ambientes que associa com seu antigo relógio alimentar. Se você costumava comer na cama enquanto via TV, talvez devesse ver TV em outro lugar. E não há problema em recusar educadamente um convite para jantar com amigos. Marque um almoço ou uma caminhada no fim de semana em vez disso. Talvez seja o caso de explicar qual é seu objetivo – bons amigos são sempre compreensivos (e, estatisticamente falando, é provável que a maior parte dos nossos amigos também gostaria de mudar sua alimentação). Logo, você vai descobrir um modo de fazer a dieta funcionar, jantando mais cedo e usando seus dias de escapada. Uma hora, poderá notar que suas antigas deixas perderam o poder e não terá problema em ver outras pessoas comerem depois que sua janela alimentar se encerrou. Mas, mudando coisas que costuma fazer, vai descobrir que o hábito de comer o dia inteiro logo desaparece.

É lógico que poderá haver momentos em que você esteja de fato com fome. Então saiba que não há motivo para ceder à fome. Você não vai morrer disso. Provavelmente você não vive como na época em que Sidarta era um príncipe, vendo cada desejo e cada capricho seu serem atendidos. Quando se sente um pouco cansado no meio do dia, não vai correndo para a cama. Se alguém do trabalho comenta sobre um ótimo programa de TV, não larga tudo para ver naquele exato momento. E você não necessariamente compra *todos* os sapatos de que gosta. No entanto, ensinamos a nós mesmos que, quando se trata de fome, a coisa é diferente. Quando se trata de comida, todos vivemos como príncipes mimados. Se sentimos um pingo de fome que seja, pegamos algo para comer sem nem pensar duas vezes.

Mas não há motivo para deixar que a fome mande em você. É possível perceber que você está com fome e não começar a comer no mesmo momento, tanto quanto sentir cansaço e não ir direto para a cama. Tente fazer outra coisa – qualquer outra coisa. Em vez de comer para se distrair, encontre uma distração para não comer.

Se sempre sentir fome com a dieta de Buda, talvez seja preciso pensar mais no que está comendo. Lembre-se de que proteínas e gorduras satisfazem mais que açúcar e carboidratos. Como discutimos no capítulo "O que comer", embora a dieta de Buda seja mais sobre *quando* comer do que *o que* comer, escolher a comida certa pode ajudar a restringir a janela alimentar. Você vai descobrir que algumas comidas te deixam com mais fome que outras. Carboidratos ricos em fibras, como pão e macarrão integral, mantêm você satisfeito por mais tempo do que os feitos com farinha branca. Alimentos altamente processados, por outro lado, foram feitos para que você não pare de comer. E talvez nem seja preciso dizer, mas estar cercado de comida apetitosa à noite não torna nada mais fácil. Não vá ao mercado com fome. Não vá a um bar ou um restaurante com a intenção de não comer – pelo menos não até que seus novos hábitos alimentares estejam profundamente arraigados.

Mesmo assim, às vezes você terá fome, da mesma forma que às vezes vai se sentir triste ou solitário. E tudo bem. Buda ensinou que não há sensações *ruins* – só sensações. Dolorosas ou agradáveis, todas vão passar. Desejos – de comida, companhia ou mesmo sapatos – são parte da vida. Às vezes isso não será legal. Mas a resposta não é se livrar do que se sente, porque isso é impossível. A resposta é reconhecer seus sentimentos, decidir o que fazer com eles e seguir em frente.

Você pode não controlar totalmente sua fome, mas ela tampouco te controla. Não mais.

CAPÍTULO 18

Mantendo o equilíbrio

O PROBLEMA COM A MAIOR PARTE DAS DIETAS É QUE ELAS SÃO CRIADAS para durar um tempo. Dizemos às pessoas que estamos de dieta, sabendo perfeitamente bem que logo mais não estaremos. Então não é nenhuma surpresa que manter a perda de peso seja difícil. Muito difícil. A maior parte das pessoas que perde peso com dieta acaba ganhando tudo de volta.[1]

Para evitar o efeito sanfona, é importante pensar na dieta de Buda como uma forma permanente de alimentação – um estilo de vida –, não uma solução temporária. Você não larga a dieta de Buda depois de alguns meses. Nosso corpo não foi feito para comer em qualquer horário. Assim que o ajustamos a um ritmo diário mais natural, não queremos voltar atrás. E, sinceramente, você tampouco vai querer – comer sem parar vai parecer pouco natural e até estranho. Em comparação com as várias dietas extremas disponíveis, com regras rígidas ligadas a laticínios, trigo ou carne – sem mencionar as dietas líquidas, os suplementos à base de ervas caríssimos e as dietas que alegam haver um truque desconhecido ou uma fruta tropical exótica que vai levar à perda de peso –, nossa opinião baseada na experiência é de que a dieta de Buda é muito mais fácil de sustentar.

Embora a perda de peso a longo prazo seja desafiadora, muitas pessoas são bem-sucedidas durante extensos períodos. Estudos do Registro Nacional de Controle de Peso – um banco de dados dos Estados Unidos que rastreia mais de 10 mil indivíduos que perderam peso e não recuperaram – revelam que há alguns traços em comum naqueles que conseguiram fazê-lo. O primeiro é que a maior parte dessas pessoas passou por algum tipo de "evento gatilho".[2] Para alguns, foi uma questão médica – qualquer coisa entre apneia do sono, dor nas costas, varizes ou dor nas pernas. Para outros, em especial mulheres, o gatilho foi emocional, como (e isso é uma citação verdadeira de um estudo sobre gatilhos): "meu marido me deixou e meu advogado disse que foi porque eu era gorda".

Esperamos que você não tenha passado por nada disso – e que esse advogado tenha renascido como uma lesma, ou renasça em breve. Mas, independentemente do que fez você buscar a dieta de Buda, tenha esse gatilho em mente conforme os quilos vão embora e você entra na fase de manutenção. Se você não teve um despertar clássico, não precisa esperar por ele. Tenha uma dieta e uma vida saudável agora mesmo.

O que mais aqueles que são bem-sucedidos em manter o peso que perderam têm em comum? Bom, eles se exercitam, o que provavelmente não é surpresa. Aliar atividade física com dieta para perda de peso é sempre uma boa ideia. Por todos os motivos que enumeramos previamente, você já deveria estar se exercitando. E isso parece ainda mais importante na manutenção de peso, de modo a contrabalancear a tendência natural do seu corpo a recuperar os quilos perdidos.[3]

Algumas outras coisas se colocam entre os bem-sucedidos na manutenção do peso perdido: 78% tomam café da manhã todos os dias. Então aquela história de ser a refeição mais importante do dia pode ser especialmente verdadeira para os que não querem engordar – talvez porque comer pela manhã ajuda a diminuir o quanto se come mais tarde, o que é perfeito para a dieta de Buda. Além disso, 62% veem menos de dez horas de TV por semana – o que faz sentido. O que sabemos que acontece quando estamos vendo TV ou vamos ao cinema? Comemos sem pensar. Corte seu tempo de tela e provavelmente cortará calorias.

Por fim, 75% se pesam pelo menos uma vez por semana. Outros estudos confirmam que essa frequência é adequada para manter o peso. Ou seja, o melhor conselho parece ser: "pese-se pelo menos uma vez por semana para evitar o ganho de peso e diariamente perder peso".[4]

Todos esses padrões correspondem à dieta de Buda. Você vai comer com mais consciência quando tiver restringido sua janela. Vai se pesar regularmente. E, como não poderá comer tarde, vai precisar tomar um bom café da manhã, que vai deixá-lo menos vulnerável a más escolhas ao longo do dia.

Até certo ponto, o tempo está do seu lado. O Registro Nacional de Controle de Peso também mostra que suas chances de manter o peso melhoram a cada ano de sucesso. Uma pesquisa descobriu que indivíduos que mantiveram o peso por dois anos viram seu risco de voltar a engordar cair em 50%.[5]

O que acontece se você se encontra no outro extremo da coisa, perdendo peso demais? Se você acabou de começar a dieta de Buda, talvez tenha dificuldade de acreditar nessa possibilidade, mas ela é real. De verdade. Acontece. Aconteceu conosco em determinado momento. Se você é muito diligente em relação à sua janela alimentar, vai chegar a seu objetivo – e talvez perder até um pouco mais de peso. O que fazer então?

O mais importante é lembrar que a perda de peso não é um jogo em que o menor número na balança ganha. O número mais baixo nem sempre é o melhor. Estar abaixo do peso representa riscos reais à saúde, assim como a obesidade.[6]

Por outro lado, você não quer voltar aos velhos hábitos. Como dissemos no início do capítulo, não se trata de uma dieta que você um dia vai parar por completo. Lembra-se dos pobres ratos? Eles comiam o que queriam, quando queriam, e ganharam peso – bastante peso. E isso não demorou muito. Em alguns meses, estavam obesos. Você não quer que isso aconteça. Não quer voltar ao princípio.

Em vez disso, como Buda sugeriria, é preciso encontrar o Caminho do Meio. Você pode tentar acrescentar uma hora à sua janela alimentar, de modo a poder comer por dez horas de novo, como se estivesse no Passo 3 da dieta de Buda. Para alguns, esse parece ser um bom ponto de equilíbrio, em que você nem ganha nem perde peso. Você também pode tentar escapar em mais dias. No experimento com ratos, os animais que escapavam dois dias por semana não ganhavam peso – embora não perdessem também. Então você pode tentar acrescentar outro dia de escapada à sua rotina semanal.

Mas não deixe que dez horas de janela inconscientemente se tornem onze, doze e, de repente, dezesseis ou dezoito. Não deixe dois dias de escapadas se tornarem cinco e depois sete. Se perceber que está voltando aos velhos hábitos e sentir que está recuperando os quilos indesejados, não seja duro consigo mesmo. Só volte ao início. Retorne à dieta de Buda normal, por um mês, para entrar na linha, então tente de novo encontrar o equilíbrio certo para a manutenção do peso.

Você provavelmente já ouviu dizer que nunca se é rico demais ou magro demais. Na nossa experiência, isso não é verdade. E Buda concordava.

Ele viveu como um príncipe abastado e como um asceta emaciado e rejeitou os dois extremos. Buda encontrou seu Caminho do Meio. E você vai encontrar o seu.

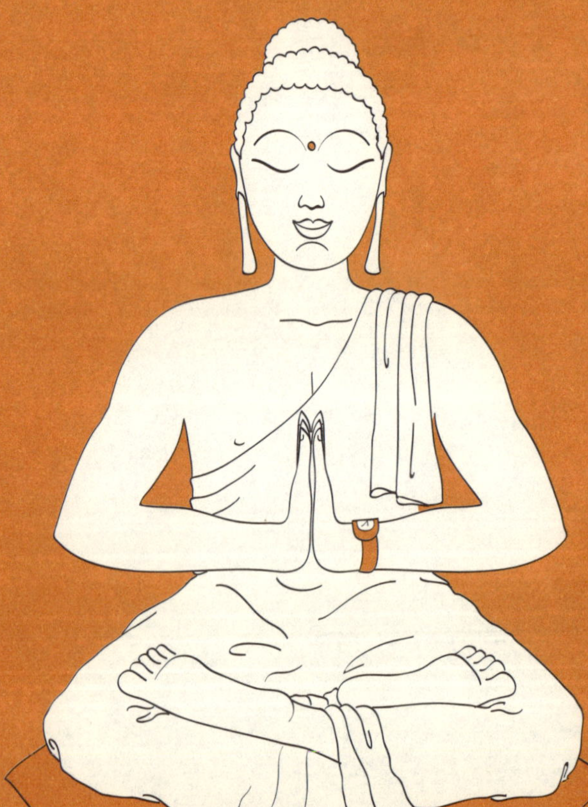

PARTE 4

PERFEIÇÕES

CAPÍTULO 19

A sabedoria da gratidão

MUITAS CULTURAS E RELIGIÕES PRATICAM ALGUM RITUAL PARA EXpressar gratidão antes de uma refeição. A maior parte das preces cristãs com esse objetivo são uma variação da bênção tradicional católica: "Abençoa-nos, Senhor, e a estas tuas dádivas que por tua bondade estamos prestes a receber". Os zen-budistas americanos em geral recitam uma breve passagem que diz: "Refletimos sobre o esforço que nos trouxe essa comida e consideramos como ela veio até nós. Refletimos sobre nossa virtude e nossa prática, e sobre se somos dignos dessa oferenda".

Um elemento comum aqui é o reconhecimento de que a comida é uma dádiva ou uma oferenda pela qual se deve ser grato. Muitas pessoas passam fome e não podem desfrutar de uma refeição. Talvez nós também tenhamos experimentado fome real. Antes de atacar com tudo o prato à nossa frente, vamos reservar um momento para refletir sobre nossa sorte.

Encorajamos isso na dieta de Buda. Não é preciso fazer uma prece formal, mas considere fazer uma pausa pelo menos para um momento de reflexão. Pense no que está prestes a comer. Pense em por que vai comer.

Estabelecer esse pequeno ritual ajuda a combater a alimentação inconsciente e desatenta. Já falamos sobre os benefícios de trazer a atenção plena para a mesa, e esse é um modo de ajudar a fazer isso. Olhe para o que tem no seu prato. Como o cântico zen sugere, reflita por um momento sobre como aquela comida chegou a você. Dê valor ao pequeno milagre de ter comida o bastante à sua frente.

Pensar com mais profundidade na origem da nossa comida pode nos levar a fazer melhores escolhas quando comemos. Talvez seja por isso que pessoas que frequentam feiras comem mais frutas e vegetais,[1] assim como aquelas envolvidas em jardins comunitários.[2] Sim, há outras pessoas que só acabam com a geladeira cheia de vegetais apodrecendo – resultado de muitas boas intenções – e a barriga cheia da porcaria de sempre. Nosso objetivo é não comprar com base em fantasia, nos forçar a sair da rotina de sempre e comer com mais consciência. Muitas vezes, esse tipo de lugar nos ajuda a prestar mais atenção em como e no que comemos. E, quando prestamos mais atenção, fazemos melhores escolhas. Reorganizar nossa vida de modo a apoiar e encorajar escolhas melhores é o verdadeiro cerne da dieta de Buda.

Inúmeros estudos descobriram que pessoas que se declaram mais religiosas ou espirituais têm uma dieta mais saudável.[3] Uma pesquisa na Tailândia descobriu que adultos com "valores budistas" tinham maior capacidade de controlar a diabetes por meio de uma alimentação saudável.[4] Esse padrão se estende inclusive a crianças. Um estudo com milhares de adolescentes da região de Minneapolis descobriu que "alunos que afirmavam que suas crenças espirituais ou religiosas afetavam suas decisões sobre uma série de comportamentos saudáveis, inclusive hábitos alimentares, tinham maior propensão a relatar consumo maior de frutas e vegetais".[5]

Alguns poderiam argumentam que pessoas religiosas são guiadas por uma força maior na direção da saúde. Mas parece mais provável que elas simplesmente sejam mais reflexivas e façam mais escolhas conscientes sobre sua saúde e sua dieta. O inimigo não é o ateísmo – muitos budistas são ateus, e a melhor descrição para o próprio Buda talvez fosse agnóstico. Em uma lição famosa, ele critica professores que afirmam conhecer Deus, comparando-os a uma procissão de cegos: "o primeiro não vê, o segundo não vê, e o último não vê".[6] Buda não nega a existência de Deus, mas quer que foquemos na nossa experiência aqui e agora.

De novo, o verdadeiro inimigo é a desatenção. Os adolescentes que se descreveram como religiosos talvez só pensassem um pouco mais sobre sua vida e suas escolhas. Sua fé pode ter feito com que fossem um pouco mais presentes. É tudo o que devemos fazer.

A bênção zen tradicional que antecede as refeições continua com: "Consideramos essencial manter a mente livre dos excessos da ganância. Consideramos essa comida um bom remédio para sustentar nossa vida". Isso também é algo importante a se lembrar. A fome é natural e saudável. A ganância não é. Comemos para nutrir nosso corpo, não para nos distrair dos problemas ou nos recompensar pelas conquistas. A alimentação não deveria ser uma fuga.

Não é preciso ser religioso para fazer a dieta de Buda. Com certeza não é preciso ser budista. Estudos demonstraram os benefícios da atenção plena independentemente de quão religioso ou espiritual se é. Uma pesquisa com mais de mil adultos nos Estados Unidos e no Canadá descobriu que pessoas não religiosas tinham tanta "moralidade" quanto as religiosas – só se sentiam menos culpadas que as últimas quando cometiam um deslize.[7] Em outro estudo recente, foi pedido a crianças do mundo inteiro que compartilhassem adesivos com colegas da escola que não tivessem nenhum. Aquelas que foram criadas religiosamente se mostraram menos generosas do que as outras[8] – embora, para ser justo, os autores admitiram que não havia budistas o bastante em sua amostra para dizer algo específico sobre eles.

Assim, não é preciso rezar antes de comer. Mas faça uma reflexão. Seja grato. Se vai agradecer a uma entidade religiosa específica, você é quem sabe. Você pode ser grato aos inúmeros trabalhadores rurais, às fábricas, às plantas processadas, ao mercado e ao caixa, uma vez que todos contribuíram para que a comida chegasse à sua mesa. Se você cultiva a própria alface para a salada, talvez seja grato por seu trabalho duro, ou pelos amigos e familiares que ajudaram (essa parte pode ser uma ilusão). Talvez você seja grato pelo sol, pela chuva, pelo solo e por todo o resto. Talvez tenha pedido uma pizza e só seja grato porque o entregador apareceu e assim você não teve que cozinhar. Ou talvez esteja em fase de economia e o que for comer não seja assim tão bom, mas pelo menos tem alguma coisa na mesa.

Sempre que for comer, há algo a agradecer. O cântico zen prossegue: “Em nome da iluminação, recebemos esta comida”. Fazer uma pausa antes de comer nos dá mais uma chance de prestar atenção, de ser conscientes. Deixe que comer se torne parte de sua prática. Aproveite essa oportunidade não só para se satisfazer, mas para despertar.

CAPÍTULO 20

Meditação para o corpo

JÁ FORAM FEITAS DEFESAS INCRÍVEIS DO PODER DA MEDITAÇÃO. Algumas são um pouco extremas – por exemplo, de que permite levitar, parar de respirar por completo ou sobreviver por semanas sem comida ou água. Há inclusive relatos de monges capazes de gerar "calor psíquico" o suficiente a ponto de secar lençóis molhados enrolados neles apenas com o calor da pele. Mas, embora certas técnicas de meditação pareçam de fato elevar a temperatura do corpo em alguns graus[1] – e mais para a frente falaremos de alguns outros efeitos biológicos interessantes –, a maior parte das promessas mais grandiosas relacionadas à meditação são muito improváveis. De qualquer modo, não esperamos que você seque a roupa com a mente – por mais útil que isso viesse a ser.

No entanto, acreditamos que a meditação pode te ajudar. E não é algo tão difícil de praticar. Abordaremos isso logo mais.

A maior parte das pessoas associa budismo com meditação, e por um bom motivo. Depois que Buda se frustrou com a vida de asceta e abandonou seu pequeno grupo de homens santos, ele se sentou sob uma árvore na floresta para meditar, prometendo não se mover até que chegasse à iluminação.[2] E ele de fato a encontrou. Daquele momento em diante, a meditação se tornou central na vida budista. Buda deu inúmeras lições sobre variadas técnicas de meditação que são estudadas até hoje, e a árvore debaixo da qual ele se sentou se tornou alvo de peregrinação de budistas no mundo todo. Para algumas pessoas, budismo *é* meditação. Todo o resto é fachada.

Isso é reducionismo. Nem todos os budistas meditam, assim como nem todos os budistas são vegetarianos. Sobretudo nos países asiáticos, muitos budistas visitam templos em dias de festivais e mantêm um altar ou santuário em casa, mas nunca meditaram na vida. Mas, no Ocidente, a meditação costuma ser o que primeiro atrai as pessoas ao budismo, e muitas das maiores organizações do mundo aqui são dedicadas a instruir para a meditação.

Buda prescreveu a meditação para um motivo muito específico: nos ajudar a chegar à iluminação. E a iluminação não é uma estranha transformação mística. Iluminação é um estado mental muito básico e concreto. Iluminação significa despertar. Ser iluminado é estar verdadeira e completamente desperto. Quando Buda descreveu pela primeira vez os fundamentos da meditação com atenção plena a seus monges, ele disse que, se seguissem aquelas instruções por sete anos, sua iluminação estaria garantida. *Garantida!* Então ele se corrigiu: talvez só levasse seis anos, ou cinco, ou quatro, ou três, ou dois. Depois Buda decidiu que poderia levar menos de um ano – talvez apenas sete meses, seis meses, cinco, quatro, três ou mesmo um. Finalmente, ele chegou a sete dias. Se eles praticassem meditação com atenção plena diligentemente por sete dias, poderia ser o bastante.[3] Até Buda sabia quando pegar mais leve.

E como é a iluminação? Todos sabemos o que significa estar desperto e todos sabemos o que significa estar dormindo. E a maior parte de nós teve algumas experiências intermediárias, em que esteve meio dormindo ou meio acordado. Talvez sejam os poucos minutos antes de pegarmos no sono de verdade, ou as horas aparentemente infinitas em que estamos sonhando acordados em um avião ou deitados na praia.

Pense nesses estados mentais como um espectro. De um lado estão a inconsciência e o sono. Então vêm aqueles momentos semidespertos ou sonhando acordado. Então vem o estado normal da vida acordado. Agora imagine estender essa escala só um pouco mais, como meio passo além do "desperto" normal, a um ponto em que estamos totalmente atentos, completamente conscientes de tudo à nossa volta. Isso é a iluminação.

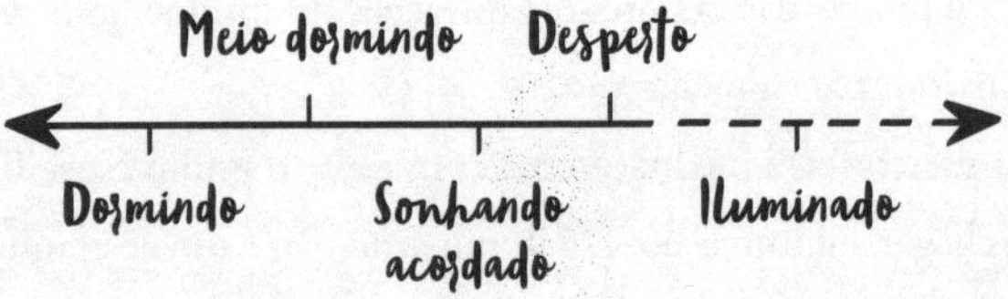

Como a meditação nos ajuda a chegar à iluminação? Qual é a ligação entre meditação e a atenção plena que discutimos no capítulo "Atenção plena na comida"? E o que tudo isso tem a ver com dieta?

Buda não ensinava meditação para ajudar as pessoas a perder peso. Ele acreditava que a meditação nos ajudava a levar uma vida mais feliz e desperta – o que chamava de "conquista do caminho verdadeiro", ou Nirvana.[4] E ele tinha uma teoria bastante específica de como a meditação fazia isso. Buda dizia que a meditação nos ajudava a reduzir o que chamou de "desejos".

Em sua primeira lição após seu despertar, Buda falou de como a causa de todo o sofrimento vinha do *upādāna*, uma palavra páli que costuma ser traduzida como "desejo" ou "ânsia". Em outras palavras, sofremos porque *queremos* alguma coisa. Ser feliz significa se satisfazer, se sentir bem com o que tem e com o modo como o universo se apresenta no momento. A meditação nos ajuda a abandonar desejos e a encontrar satisfação e paz.

Desejos, é lógico, também são um problema para quem segue uma dieta. Todos tivemos a experiência de uma urgência aparentemente irresistível de comer alguma coisa que não deveríamos, ou de comer demais, ou de comer quando deveríamos estar fazendo outra coisa. Meditação ajuda. Um grupo de pesquisadores na Universidade McGill, em Montreal, reuniu 196 voluntários loucos por chocolate para um experimento. Primeiro, os voluntários receberam treinamento básico em atenção plena. Por exemplo, quando tinham vontade de comer chocolate, deviam "rotular aquilo como 'apenas um pensamento' e então se imaginar se distanciando do desejo"[5] – mais ou menos do mesmo modo como aprendemos a nos desapegar de quaisquer pensamentos ou sensações que surgem durante uma sessão de meditação. Depois das duas semanas iniciais de treinamento, os voluntários foram colocados em uma sala onde recebiam um chocolate que deviam abrir e então segurar sem comer. Depois o chocolate era recolhido. Os pesquisadores descobriram que o treinamento em atenção plena tinha funcionado: os voluntários que haviam recebido o treinamento relatavam significativamente menor desejo de chocolate após o teste do que os outros.

A meditação parece ajudar com a dieta de outras maneiras também. Como a meditação com atenção plena nos leva a observar nossos sentimentos sem nos apegarmos a eles, acaba ensinando o que os psicólogos chamam de "desidentificação", que é o processo de nos separar de nossos próprios pensamentos.[6] Isso pode nos ajudar a evitar estratégias negativas de enfrentamento, como a alimentação emocional. Como um texto científico resumiu: "o treinamento em atenção plena representa uma abordagem promissora em termos de perda e manutenção de peso", porque "fornece às pessoas habilidades que permitem mitigar comportamentos alimentares inadequados e desenvolver uma relação positiva com a comida"[7]. Também parece ajudar a tolerar o desconforto associado com mudar nossos hábitos alimentares. Como resultado, inúmeros estudos recentes demonstraram que o treinamento em atenção plena pode levar à perda de peso por si só.[8]

E não apenas à perda de peso. Outro texto conclui: "Pessoas que meditam relatam níveis significativamente mais altos de atenção plena, autocompaixão e bem-estar como um todo e níveis significativamente menores de sintomas psicológicos, supressão de pensamentos, medo das emoções e dificuldades com a regulação das emoções, além de não ficarem se remoendo tanto", e que "a atenção plena é positivamente associada a uma variedade de indicadores de saúde psicológica".[9] Ou, como Buda diria, a meditação é o caminho para "a superação da tristeza" e "o desaparecimento da dor e do pesar".[10]

Como a meditação pode fazer tudo isso? Há décadas cientistas estudam seus efeitos no cérebro e no corpo.[11] A meditação parece nos deixar mais relaxados e abaixar nossa pressão sanguínea e o ritmo cardíaco. Também parece transformar nossa estrutura cerebral básica de uma maneira que melhora a atenção e nossa habilidade de regular as emoções. Pelo menos 21 estudos foram feitos sobre como a meditação altera nossa neurobiologia, documentando efeitos em muitas regiões cerebrais distintas.[12]

Pessoas que nunca tentaram meditar muitas vezes pensam que é complicado ou difícil, mas, apesar da desconcertante variedade de técnicas de meditação disponíveis, a prática em si é bastante simples. Na tradição zen, a meditação muitas vezes é chamada de "só ficar sentado", e sua intenção é justamente essa – apenas se manter imóvel, sem nenhum outro plano ou objetivo no mundo.

Não precisamos de equipamentos elaborados ou de treinamento extensivo para meditar. Se você tiver um lugar tranquilo onde se sentar, é só seguir as instruções básicas de Stephen Batchelor, famoso estudioso e antigo monge, em seu livro clássico *Budismo sem crenças*: "Certifique-se de que suas costas estão livres e eretas, mas não tensas. Verifique se há quaisquer pontos de tensão em seu corpo: ombros, pescoço e em volta dos olhos. Relaxe-os. Inspire de forma lenta e profunda três vezes. Então deixe que a respiração ganhe ritmo próprio, sem interferência ou controle".[13]

Viu? Não é difícil. Tente seguir estes passos:

- **SENTE-SE CONFORTAVELMENTE:** A postura tradicional é sentar de pernas cruzadas sobre uma almofada no chão, mas ela não é essencial. Você pode meditar ajoelhado ou sentado em uma cadeira, se achar mais confortável. Mas mantenha o corpo ereto, e não largado Se estiver em uma cadeira, não apoiei as costas. Sofás em geral não são uma boa opção.

- **USE UM CRONÔMETRO:** Fique sentado até o tempo terminar. Você pode comprar temporizadores específicos para meditação, e há vários aplicativos de celular com toques agradáveis ao fim do tempo. Mas qualquer cronômetro funciona.

- **FOQUE NA RESPIRAÇÃO:** Por que focamos na respiração? Não é preciso fazer isso, e alguns preferem focar em uma palavra ou frase, enquanto outros procuram esvaziar a mente por completo, "pensando em não pensar", como os mestres zen costumavam dizer. Mas para a maioria das pessoas a respiração é um ponto sólido por onde começar. É como um metrônomo natural, que ajuda a manter o controle do seu corpo. Se conseguir sentir seus batimentos cardíacos, ainda melhor. Mas a maior parte de nós não consegue.

- **NARRE SUA RESPIRAÇÃO:** Buda sugeriu que, ao inalar, você diga mentalmente: "Estou inalando". Então, ao exalar, diga: "Estou exalando". Se notar que sua respiração ficou curta, diga: "Minha respiração está curta". Se notar que está respirando de modo profundo, diga: "Estou respirando profundamente". O que quer que aconteça, continue respirando. E consciente de cada inspiração e cada expiração.[14]

- **AMPLIE O FOCO:** Conforme for ficando mais confortável com a meditação focada na respiração, você pode levar a atenção plena mais adiante. Tente ter consciência de seu corpo todo enquanto está sentado. Modifique um pouco o diálogo interno. Ao inalar, diga: "Eu inspiro sentindo o mundo todo". Ao exalar, diga: "Eu expiro sentindo o corpo todo". Preste atenção em toda a experiência, sem julgar nada. Se sentir alguma dor nas costas ou nos joelhos (o que pode acontecer a princípio), note a sensação, mas não deixe que o distraia da respiração. Caso fique impaciente, à espera de que o alarme toque, não há problema. Não seja muito duro consigo mesmo. Deixe a sensação vir e ir embora. Mas se mantenha sentado.

Comece com uma meta modesta de tempo: cinco minutos. Nas primeiras vezes, parecerá impossivelmente longo, mas não é. Sua mente com certeza vai divagar, e você notará que se esqueceu de pensar na respiração. Não se preocupe. Quando se der conta disso, apenas volte a se concentrar no ar entrando e saindo. De novo, sem julgamentos. Acontece com todos nós – mesmo Buda deve ter sentido certa dificuldade a princípio. Volte a focar em seu corpo e respire. Sinta-se inalar e exalar de novo. Relaxe.

Quando conseguir ficar sentado assim por cinco minutos confortavelmente, tente dez e depois quinze. Você pode parar em quinze se quiser, ou continuar aumentando esse tempo até chegar a meia hora. A vantagem de meditações mais curtas é que fica muito mais fácil encaixá-las no dia a dia – não importa quão ocupado você esteja, quase sempre pode reservar quinze minutinhos para isso. Mas algumas pessoas sentem que ficam mais tranquilas com trinta minutos de meditação do que com quinze. Faça algumas experiências e veja o que acha.

Budistas muitas vezes falam de meditação como uma prática, no sentido literal. Em uma vida totalmente desperta, daríamos atenção plena a todas as coisas, o tempo todo. Mas isso é difícil. Nossa vida é cheia de distrações. Então use a meditação como uma espécie de atalho, quase como um truque. Ela é o oposto de ser multitarefas. Deixamos de lado toda a distração possível de modo a tornar muito mais fácil se concentrar totalmente. É como estudar na biblioteca em vez de no dormitório. Dá trabalho fazer a lição de casa mesmo que você esteja em um ambiente tranquilo, mas fica muito mais fácil quando estamos afastados de distrações como amigos, música, televisão e tudo o mais. E há muitos indícios de que essa abordagem funciona, de que praticar a atenção plena por meio da meditação torna mais fácil se manter consciente o dia todo.[15]

Não podemos prometer iluminação em uma semana, e ficar sentado quieto alguns minutos por dia não necessariamente vai melhorar uma relação quebrada ou um trabalho ruim. Seus prazos não vão se estender como mágica e uma conta-corrente às moscas não vai se encher espontaneamente. Mas a meditação pode equipar uma pessoa para lidar melhor com todos esses problemas ao ajudá-la a desenvolver um foco de tranquilidade para onde possa retornar sempre que se sentir um pouco sobrecarregada ou que tomar decisões ruins – isso em relação à dieta ou a qualquer outra coisa na vida.

CAPÍTULO 21

Profanando seu templo

COM FREQUÊNCIA ESTAMOS EM DESACORDO COM NOSSO CORPO. Ele nos trai de modo grandioso ou discreto. Fica dolorido, doente, envelhece. Às vezes, nossos genes sofrem uma mutação e lutam contra nós, causando doenças. Em parte isso se deve ao acaso, em parte à genética, em parte à dieta e ao hábito. Independentemente do motivo, nosso corpo pode parecer um inimigo estrangeiro. Mesmo Buda algumas vezes chegou bastante perto de odiar o próprio corpo. Quando seus discípulos ficavam se achando, Buda gostava de lembrá-los de que seu corpo estava cheio de "excremento, bile, fleuma, pus, sangue, suor, gordura" e outras coisas nojentas.[1] (Essa não era a lista inteira, sério.)

Esperamos muito de nosso eu físico, e na maior parte do tempo nosso corpo corresponde, fazendo coisas notáveis no processo. O corpo pode carregar filhos, correr maratonas e às vezes até salvar a vida de outras pessoas. O corpo de Buda permitiu que ele meditasse e ensinasse, e o corpo de seus discípulos permitiu que eles o encontrassem e aprendessem.

Mas também somos duros com nosso corpo. A esta altura, não deve ser novidade para você que a maior parte de nós come mal, em excesso e vezes demais. Comemos porcaria, como se jogássemos lixo para dentro do corpo. Podemos dizer que somos cruéis com nosso corpo, esperando que, ainda assim, ele tenha um bom desempenho depois de todo esse tratamento. Sabemos que isso é ruim – podemos nos arrepender de nossas escolhas antes mesmo de terminar de comer. Mas estudos após estudos mostraram que, quando se trata de dieta, os hábitos ruins são mais fortes que as boas intenções.[2]

Por que fazemos isso? Por todos os motivos que já mencionamos – desde usar comida para nos acalmar até por estarmos sempre muito ocupados. Às vezes enganamos a nós mesmos quanto a isso. *Ano que vem vou entrar em forma. Vou parar de fumar antes do meu próximo aniversário. Vou comer melhor amanhã.* Achamos que temos tempo para mudar. E nem sempre é fácil relacionar nossas escolhas ruins a nossos problemas de saúde. Talvez você possa citar um parente que fumava um maço por dia, comia o que queria e viveu até os 95 anos. Acontece.

Ainda assim, a ciência diz que nossas escolhas ruins acabam tendo seu efeito sobre a maioria de nós. Talvez não logo, mas um dia. Sim, você pode ser um dos sortudos que desvia de todas as balas da doença. Mas as chances não estão a seu favor.

O paradoxo é que, embora sejamos bastante descuidados em relação à saúde, gastamos bastante tempo e energia nos preocupando com o exterior. Grande parte da indústria da dieta se baseia na ideia de que nossa aparência não é boa. É lógico que também há uma relação com a saúde, mas a vaidade é uma força poderosa, e com frequência somos motivados por nossa aparência externa e não pelo que está acontecendo dentro do nosso corpo. Continuaríamos usando protetor solar se ele só prevenisse contra o envelhecimento da pele, sem ter nenhuma relação com o risco de câncer? Provavelmente.

A mídia está cheia de exemplos da promoção do ódio ao próprio corpo. De que outra maneira poderia ser possível explicar o uso desenfreado do Photoshop em praticamente todas as revistas? Celebridades que não se encaixam em uma definição incrivelmente restrita de beleza são detonadas na internet. É difícil não estender essas exigências irrealistas e superficiais a nós mesmos – se pessoas famosas, bonitas e bem-sucedidas são atacadas por sua aparência, o restante de nós não deveria nem sair em público. E os resultados são evidentes: cerca de 90% das mulheres americanas declararam estar insatisfeitas com o próprio corpo.[3]

Embora os exemplos mais flagrantes de escrutínio corporal venham da mídia, grande parte acontece em casa e pode ser muito sutil. Os pais podem reclamar de sua própria aparência – talvez vivam brigando com a balança ou façam uma dieta da moda depois da outra –, de modo que a mensagem é passada para os filhos. Um estudo recente descobriu que até meninas *de quatro anos* podem expressar o desejo de ser mais magras, o que acontece com mais frequência quando a mãe faz dieta.[4] Meninas de quatro anos. "Também sou gorda?", elas devem se perguntar. Outra pesquisa descobriu que um terço de meninas de trezes anos estava "triste/angustiada com o peso e o formato do seu corpo".[5]

Toda essa preocupação com a magreza pode ser perigosa e até fatal – e a incidência de distúrbios alimentares entre os jovens, principalmente entre meninas adolescentes, é prova disso. O desejo extremo de magreza chega a ser tema de um humor politicamente incorreto. O dr. Glenn A. Gaesser, diretor do Centro de Pesquisa de Estilos de Vida Saudáveis da Universidade Estadual do Arizona, escreveu: "Quase metade das meninas entre doze e dezoito anos preferiria ser atropelada por um caminhão a ser gorda".[6] *Atropeladas por um caminhão.**

Não é nenhuma surpresa que a epidemia de obesidade, em conjunto com o foco extremo na aparência, deu origem a uma tendência particularmente cruel de estigmatizar a gordura corporal, o que não ajuda em nada. Além do sofrimento emocional com que as pessoas têm que lidar e da discriminação que sofrem, isso não as ajuda de forma alguma a perder peso.[7] Mesmo quando o comentário é bem-intencionado, em geral tem efeito contrário. Em um estudo com mais de 6 mil adultos na Flórida, indivíduos com sobrepeso que haviam sofrido alguma forma de discriminação por conta disso eram muito mais propensos a se tornarem obesos.[8]

Mesmo que você não tenha sido alvo de comentários sobre seu peso, talvez esteja sendo duro demais consigo mesmo e tenha vergonha de se olhar no espelho ou fique frustrado e desesperançado sempre que veste uma roupa. Pode-se pensar que isso leve à perda de peso – que ter vergonha, dos outros ou de si mesmo, de alguma forma é o empurrãozinho que faltava. Mas parece não haver nenhuma evidência que apoie isso. Sim, quando algumas pessoas percebem que não conseguem mais fechar o jeans, elas resolvem emagrecer. Mas odiar o próprio corpo, ou mesmo ser crítico demais em relação a ele, não vai te ajudar na dieta de Buda. Ou em qualquer outra. E, embora talvez essa seja uma esperança tola, a ideia de perder peso deveria ser motivada por questões de saúde, e não de aparência.

Pode ser contraintuitivo, mas é preciso amar seu corpo se você pretende mudá-lo. Por quê? Porque a mudança de mentalidade leva a escolhas melhores. Há indícios de que mesmo a perda de muito pouco peso pode

* De modo que o número provavelmente chegaria a 100% no caso de um veículo menor.

causar mudanças positivas na imagem corporal.[9] É como se mesmo uma progressão tão limitada ajudasse a ver que nosso corpo não é o inimigo. E então essa atitude positiva torna mais fácil emagrecer e depois manter o peso.[10] Uma melhora na imagem corporal ajuda a comer menos motivado pelas emoções.[11] Você começa a gostar de seu corpo de novo e a tomar mais cuidado com ele em momentos de estresse.

Há uma citação famosa da carta de São Paulo aos Coríntios que diz que nosso corpo é um templo. Pense a respeito. Se seu corpo é um tempo, não deveria ser bem tratado, reverenciado e apreciado? Então por que o profanamos todos os dias da semana?

Essa mudança de mentalidade requer prática. Mas pergunte a si mesmo se iria a uma igreja bonita ou a um parque e sujaria o lugar. Você ficaria na beirada do Grand Canyon e jogaria lixo ali? Imaginamos que não. Mas é isso que você faz boa parte do dia. Você suja, profana e desvaloriza sua própria casa, seu próprio templo, aquilo que permite que você respire. Seu corpo trabalha muito em seu benefício. Você deveria retribuir de maneira mais generosa.

Pense em todas as coisas pelas quais é grato, em todas as coisas que seu corpo fez e continua a fazer por você. Talvez ele tenha carregado bebês ou se curado depois de um acidente grave. Talvez escale montanhas ou segure crianças pequenas quando elas saem correndo para a rua. Todos os dias, seu corpo faz coisas notáveis.

Como descrevemos no último capítulo, Buda ensinou seus discípulos a meditar sobre seu corpo, a sentir seu corpo – seu corpo *inteiro* – a cada respiração. Esse é o único corpo que temos. Ele não vai durar para sempre. Tudo o que conquistarmos na vida – seja uma refeição, abraçar um amigo ou chegar à iluminação – terá que ser por meio desse corpo.

Como Eihei Dogen, grande mestre zen japonês, disse: "O corpo vivo neste dia é um corpo vivo a reverenciar". Você só tem uma vida, cheia de dádivas e experiências. É o seu corpo que torna essas dádivas e experiências possíveis. Tente se lembrar das vezes em que ficou incrivelmente grato pelo desempenho de seu corpo e pense na melhor maneira de retribuir. Não é que você não possa nunca mais comer porcaria. Você pode. Mas trate seu corpo como um bom amigo. Você vai se descobrir mais motivado para lhe fornecer comidas melhores e verá que aquela vida de comer o que quiser a hora que quiser em quantidade liberada vai começar a ruir.

CAPÍTULO 22

Vivendo como Buda

BUDA NÃO ERA UM GURU DA DIETA. ELE NÃO ESTAVA FALANDO DE ATENção plena para que as pessoas perdessem peso, entrassem em forma ou vissem seu estresse reduzido. Buda queria que mirássemos muito mais alto que isso. Defendia o que acreditava que era algo totalmente novo baseado em seu recém-descoberto "Caminho do Meio", que, segundo ele, "leva à compreensão, que leva ao conhecimento, que leva à paz, que direciona para o conhecimento, a iluminação", e, em última instância, ao Nirvana. Buda não ia se contentar se nos livrássemos de alguns quilos. Ia querer que nos livrássemos da ganância, do ódio, da ilusão.

Muitos budistas ficam felizes ao ver que a atenção plena é tão amplamente aceita no mundo secular de hoje. Como um monge estudioso do budista escreveu: "se os psicoterapeutas podem recorrer à prática budista da atenção plena para ajudar as pessoas a superar a ansiedade e a angústia, seu trabalho é digno de louvor".[1] Outros são mais céticos e hostis em relação à separação da atenção plena de outros ensinamentos de Buda. Um observador crítico apontou: "há um interesse considerável pela atenção plena hoje, desde que não ameace nos tornar mais sábios".[2] Esses críticos dizem que a atenção plena não pode ser compreendida sem o contexto original de tudo o que Buda ensinou.[3]

E qual era o contexto original?

Buda mencionou a atenção plena em sua primeira fala sobre o despertar. Ele se dirigiu a um grupo pequeno de ascetas errantes, reunidos em um parque cheio de cervos, próximo ao vilarejo de Sarnath, no nordeste da Índia. Seu foco principal foi o Caminho do Meio entre o extremo "sem benefícios" do entorpecimento e o puro prazer sensual.[4] Buda tocou no assunto da atenção plena, mas só como um trecho de um caminho óctuplo que todos precisávamos seguir juntos[5] – ou seja, havia outros sete trechos. Buda disse que tínhamos que praticar o que ele chamou de "atenção correta". Mas também precisávamos da compreensão, do pensamento, da fala, da ação, do meio de vida, do esforço e da concentração corretos. A atenção foi citada perto do fim, espremida entre esforço e concentração.

Se essa lista de oito itens parece extensa demais para memorizar, é porque é mesmo. Buda tinha vários meios de resumir o Caminho Óctuplo, formando três categorias mais amplas: sabedoria (compreensão e pensamento corretos), ética (fala, ação e meio de vida corretos) e meditação (esforço, atenção e concentração corretos).[6] Mas não há como contornar o fato de que se trata de basicamente tudo. Como você fala, como age, como trabalha – tudo importa. Não é só o que você faz quando está meditando. E não se trata só de se manter atento. É tudo.

E por que você deveria fazer tudo? Não porque Buda disse. E certamente não porque *nós* estamos dizendo. Buda não transmitia os mandamentos de um deus ou ser superior. Só compartilhava sua descoberta a respeito de como aliviar o sofrimento, que ele descrevia como uma lei natural.[7] Foi como Newton estudando a gravidade. Dois objetos não atraem um ao outro em relação à sua massa porque alguém decretou que seria assim – simplesmente *é* assim, *porque* o universo funciona assim. A gravidade existia antes de Newton e continuaria existindo se ele não a identificasse. Buda sentia a mesma coisa em relação ao Caminho Óctuplo. Quando "falamos ou agimos com a mente tranquila", ele explicou, "o resultado é a felicidade".[8] Simples assim.

Então você deveria fazer a coisa "certa" para reduzir o sofrimento no mundo. Todas aquelas coisas que sabemos que são erradas – mentir, trair, roubar, matar – causam sofrimento. Buda inclusive dá um passo além. Não é apenas que agir de maneira imoral causa sofrimento – um ato se torna imoral porque causa sofrimento.

Mas você não precisa acreditar nele, pode ver isso comprovado na sua própria vida. Não matando alguém, lógico. Mas todos já mentimos. Em que suas mentiras já deram? Provavelmente em nada muito bom. E não estamos falando só de mentir para os outros, mas também de mentir para si mesmo. De novo, todos já fizemos isso. É um desastre. A sensação pode ser boa a princípio, mas, a longo prazo, causa sofrimento.

É disso que os budistas estão falando quando mencionam o carma. Essa é a palavra que Buda usava para a lei natural de causa e efeito. Dalai-Lama explica assim: "Se você age bem, as coisas correm bem; se você age mal, as coisa correm mal".[9]

Buda foi um pouco mais específico. Como mencionamos antes, ele tinha mais de duzentas regras detalhadas para monges e monjas. E cobriu o básico para os leigos: não matar, roubar, mentir ou incorrer em conduta sexual imprópria – ele não definiu este último ponto, imaginando que saberíamos do que se tratava quando nos deparássemos com esse tipo de coisa.[10]

Mas essas regras não vão além da superfície. Para Buda, viver da maneira "correta" significa viver de modo a reduzir o sofrimento – seja o seu ou o de outra pessoa. O tempo todo. É algo ambicioso e significa pensar bem em tudo o que fazemos. A "fala correta", por exemplo, não significa dizer apenas a verdade, embora isso também seja parte. Envolve dizer apenas o que é necessário e o que é bom.

O budismo, na verdade, se resume a isto: pensar nas consequências das nossas ações e sempre optar pelo que reduz o sofrimento. É por isso que Dalai-Lama uma vez disse: "Minha verdadeira religião é a bondade".[11]

E isso funciona? Podemos realmente aliviar nosso próprio sofrimento e o dos outros?

Sim e não. Quando algo doloroso acontece conosco, não sentimos apenas a dor imediata – também temos sentimentos relacionados à dor, como tristeza, raiva ou arrependimento. Assim, ficamos com uma dupla sensação desagradável – uma física e outra mental. Buda descreveu isso como ser atingido por duas flechas.[12] A primeira não podemos evitar – a dor *dói*, querendo ou não. Mas a segunda flecha é uma escolha nossa.

A prática budista trata de evitar essa segunda flecha – não de atirar nem ser atingido por ela. Talvez você tenha que dar más notícias a um amigo ou fazer uma crítica construtiva a um colega de trabalho. Isso pode magoar a outra pessoa, como a primeira flecha. Mas mesmo palavras dolorosas podem ser ditas com bondade. Não precisamos disparar uma segunda flecha pela maneira como falamos.

Nem sempre é fácil ser bondoso. E ninguém é bondoso o tempo todo. Mas a bondade é importante.

Tenha em mente que a bondade também se aplica a si mesmo. Você é um ser senciente, digno de compaixão. O caminho de Buda não tem a intenção de ser fácil. Alguns alunos mais avançados passam horas por dia meditando, o que é física e mentalmente difícil mesmo para praticantes experientes. Mas esse caminho nunca deve ser brutal. Tudo se resume ao Caminho do Meio. Não se permita tomar atalhos. Mas não se martirize se falhar de vez em quando.

O mestre zen Eihei Dogen escreveu: "Estudar o caminho de Buda é estudar a si mesmo".[13] Foi exatamente isso que o próprio Buda fez durante seus anos como asceta errante – estudou a si mesmo e tentou descobrir quais práticas funcionavam para ele e quais não funcionavam. A dieta de Buda pede que você faça a mesma coisa. Em certo sentido, você se tornará o pesquisador de seu próprio corpo, observando-se conforme se alimenta para ver o que funciona e não funciona no seu caso. E a mesma coisa se aplica ao resto da sua vida – talvez seja preciso certa dose de tentativa e erro para aprender quais ações causam sofrimento e quais o aliviam. Mas não é possível fazer isso sem prestar atenção. Essa é a essência dos ensinamentos de Buda – prestar atenção em todas as suas ações e em suas consequências.

A frase seguinte escrita pelo mestre Dogen, em certo sentido, é até mais interessante: "Estudar o eu é esquecer o eu". Porque, em determinado ponto, toda essa atenção se torna natural. Dalai-Lama não é bondoso porque quer ser. Ele é bondoso porque precisa ser – porque está sempre prestando atenção em suas ações e em suas consequências. É fácil pisar em um inseto ou molusco se você não estiver prestando atenção a aonde vai. Fica muito mais difícil se você o vir primeiro.

Com o tempo, nossa fala vai se tornar naturalmente a fala correta, porque prestaremos atenção às consequências de nossas palavras. Nosso meio de vida vai se tornar o meio de vida correto, porque prestaremos atenção em como nosso trabalho afeta todos à nossa volta. E por aí vai.

Mesmo nossa alimentação se torna a correta, porque naturalmente prestamos atenção a quando e a que comemos, a como isso impacta nosso corpo e talvez até o planeta. A atenção plena se torna natural.

Em outras palavras, despertamos.

CAPÍTULO 23

Vivendo diferente de Buda

HÁ ALGUMAS COISINHAS SOBRE BUDA QUE NÃO CONTAMOS A VOCÊ. Coisas que não são tão boas, mas que achamos que você deve saber – e que seria melhor que viessem de nós.

Quando Sidarta deixou sua casa para buscar a iluminação, ele não era um homem solteiro. Tinha 29 anos e estava casado. Poucos dias antes que Sidarta partisse, seu filho nasceu. Mas isso não o encheu de felicidade doméstica. Sidarta deu o nome de Rahula a seu filho, o que costuma ser traduzido como “grilhão” ou “impedimento”.[1] Mais coloquialmente, poderíamos falar em “correntes”. Pense a respeito. Sidarta não apenas reclamava com os amigos sobre a esposa e o filho que o mantinham presos – ele pôs no garoto o nome de “grilhão”.

E então deixou os dois. Fugiu uma noite sem nenhum aviso. Algo na vida familiar lhe parecia incompatível com sua grande busca pela verdade. Dizem que ele se esgueirou para dar uma última olhada no bebê – no filho dele – antes de desaparecer. Provavelmente considerou ficar, mas não o fez. E não está claro se disse alguma coisa à sua esposa devotada – que, vale lembrar, tinha *parido* naquela mesma semana. Mas o que ele poderia dizer? *Não é você, sou eu*? Isso provavelmente já não soava convincente dois mil anos atrás.

Em outras palavras, antes de se tornar o Desperto, o Iluminado, o Grande Sábio da Índia, o Honorável, Buda era meio que um babaca.

Essa é uma das maiores lições do budismo. Embora a mensagem tenha se perdido um pouco em relatos posteriores, Buda não era um deus. Ele não era sobre-humano. Não era perfeito. Cometia erros, como todos nós. E não só pequenos erros. Alguns bem grandes também.

No fim, a família de Buda o perdoou. Sua esposa até acabou se tornando uma de suas primeiras monjas. A princípio, Buda só aceitava homens como seguidores, mas eventualmente cedeu, reconhecendo sua recusa anterior como outro erro. Seu filho, Rahula, se tornou um monge também. Os relatos são de que tanto ele quanto sua mãe chegaram à iluminação seguindo o caminho de Buda.

O próprio Buda nunca se esqueceu de suas imperfeições. Nunca disse ser melhor do que era. Em seu último discurso, disse a seus monges que tudo mudava, nada durava para sempre, e que eles deviam sempre adaptar seus ensinamentos conforme necessário. Nada devia ser gravado em pedra. Nos séculos que se seguiram, os budistas procuraram seguir isso. Quando os ensinamentos chegaram a climas mais frios, como na China, os monges e monjas pararam de usar as vestes soltas e esvoaçantes em que Buda insistira na Índia tropical e adotaram roupas mais práticas – basicamente pijamas cinza, com muitas camadas. Quando o budismo chegou ao Japão, muitas seitas abandonaram a exigência de que monges e monjas vivessem em celibato e permitiram que se casassem. No Ocidente, muitos grupos budistas seguiram ainda mais adiante na igualdade entre homens e mulheres – algo que Buda não parecia pensar possível em sua época – e agora reconhecem uniões do mesmo sexo, tanto entre leigos quanto entre monges.

Nem todos os monges budistas seguem as diretrizes originais para alimentação hoje. Em muitos países, eles jantam à noite – embora em geral uma porção pequena de algo simples. Em um templo em São Francisco, na Califórnia, a tradição é servir apenas sobras, para que não seja preciso cozinhar uma refeição diferente no fim do dia.

Tenha isso em mente. As coisas mudam. Experimentamos e aprendemos com nossos erros. O que funciona para uma pessoa em um momento e em um lugar determinados não precisa funcionar para todos. A vida é um experimento. É preciso continuar testando.

As últimas palavras de Buda foram: "Trabalhem duro e encontrem sua própria salvação". E isso ainda parece certo.

CAPÍTULO 24

Mais além

AGORA VOCÊ JÁ SABE TODOS OS FUNDAMENTOS DA DIETA DE BUDA. Esperamos que já a esteja praticando e desfrutando das mudanças que ela traz para seu corpo e sua vida. Mas e agora? Se estiver interessado em explorar mais alguns dos assuntos que abordamos neste livro, pode considerar as possibilidades a seguir.

LIVROS SOBRE BUDA E BUDISMO

1. *Buddha*, de Karen Armstrong. É o melhor relato da vida de Buda. Como a autora não é budista, sua perspectiva externa torna seu livro bastante acessível.

2. *Teaching of the Buddha*, de Jack Kornfield e Gil Fronsdal. Como explicamos na introdução, os escritos originais de Buda são longos. E não longos tipo Harry Potter – longos de verdade. Com milhares e milhares de páginas. Mas Kornfield e Fronsdal – ambos professores budistas – selecionaram muitas das palavras mais iluminadoras de Buda neste lindo livrinho.

3. *Buddhism without Beliefs*, de Stephen Batchelor. O objetivo do autor é libertar os ensinamentos budistas das distinções sectárias e criar uma nova visão do budismo para o mundo moderno. Se você é o tipo de pessoa que não tem muita paciência para nada "espiritual", esse é o melhor livro para você.

LIVROS SOBRE BUDISMO E MEDITAÇÃO

Cada ramo do budismo tem suas próprias crenças e práticas – e seu próprio estilo. Três deles (zen, teravada e tibetano) ganharam maior proeminência no Ocidente, então, se decidir estudar mais sobre o budismo sozinho, provavelmente vai se deparar com eles. Estes livros podem te ajudar a começar:

1. *Zen Mind, Beginner's Mind*, de Shunryu Suzuki, mestre japonês que fundou o Centro Zen de São Francisco nos anos 1960. Seu estilo é muito simples e direto. Ele é o mais proeminente defensor de "só ficar sentado", sem muita ladainha ou rebuliço.

2. *Mindfulness in Plain English*, do mestre birmanês Bhante Gunaratana. A escola mais antiga de budismo ainda praticada é a teravada, e essa é uma boa introdução a seu estilo de meditação baseado no *insight*. Ele é um pouco mais técnico que o zen, então esse livro tem mais detalhes e explicações.

3. *How to Practice: The Way to a Meaningful Life*, de Sua Santidade o Dalai-Lama. Esse livro é uma introdução não só à meditação tibetana, mas ao resto do budismo tibetano também.

OUTRAS FERRAMENTAS

Uma das vantagens da dieta de Buda é que ela não exige equipamentos ou qualquer parafernália. Mas algumas coisas podem ajudar:

BALANÇA: Recomendamos que você invista em uma boa balança – e amamos aquelas que já compartilham seu peso com seu celular.

APLICATIVOS DE SAÚDE: Há uma série de bons aplicativos de saúde que permitem que você registre seu peso ao longo do tempo, para que você não se fixe em determinado número.

COMPOSTEIRA: Uma boa composteira que seja fácil de limpar é um ótimo investimento. Talvez até uma daquelas que possa ser mantida dentro de casa, debaixo da pia, caso você não tenha muito espaço. Lembre-se de que você não quer ser a lata de lixo (ou a composteira) quando já estiver satisfeito. Releia o capítulo "No lixo ou na barriga?" se precisar ser relembrado disso.

E pronto. É lógico que há muitos livros sobre saúde e atividade física, e certamente há uma ampla variedade de livros sobre budismo. Essas são só algumas sugestões iniciais. Uma das lições de Buda é que você já tem tudo de que precisa. O próximo passo só depende de você.

Agradecimentos

ALGUMAS PESSOAS INCRÍVEIS AJUDARAM A TORNAR ESTE LIVRO POSSÍVEL. Primeiro, somos gratos a nossas famílias, que oferecem seu incentivo e seu apoio. Um agradecimento especial aos nossos amigos dr. Matthew Baggott, que nos apresentou à literatura científica sobre dietas em período restrito, e Jennifer Wright, que compartilhou suas próprias ideias relacionadas à alimentação e à nutrição. Obrigado ao dr. Mark Mattson por ler o rascunho inicial deste livro e nos fornecer seus conselhos sábios. Somos gratos a Laura Dail, nossa agente, que defendeu este livro desde que ele era apenas uma proposta de cinco páginas, e Jennifer Kasius, nossa editora na Running Press, que o acompanhou até que chegasse ao formato que agora você tem em mãos. Seu entusiasmo foi contagiante.

Este livro não teria sido possível sem a pesquisa inovadora do dr. Satchin Panda, no Instituto Salk. Suas descobertas foram inestimáveis, e a bondade e a generosidade que ele nos ofereceu foram muito além do que poderíamos esperar. Por fim, agradecemos a Buda, que descobriu tudo isso muito tempo atrás e que nos inspirou ao longo do caminho.

Notas finais

INTRODUÇÃO

1. NANAMOLI, Bhikku. *The Life of the Buddha.* Onalaska, WA: BPS Pariyatti, 1992. p. 18.

2. ARMSTRONG, Karen. *Buddha.* Nova York: Penguin, 2001, p. 63.

3. BUSWELL JR., Robert E. e LOPEZ JR., Donald S.. *The Princeton Dictionary of Buddhism*. Princeton, NJ: Princeton University Press, 2014. p. 817.

CAPÍTULO 1

1. WIJAYARATNA, Mohan. *Buddhist Monastic Life.* Cambridge: Cambridge University Press, 1990. p. 71.

2. BHIKKHU, Thanissaro. *The Buddhist Monastic Code*. Valley Center, CA: Metta Forest Monastery, 1994. p. 362.

3. WIJAYARATNA. *Buddhist Monastic Life*, p. 181.

4. BODHI, Bhikkhu. *The Numerical Discourses of the Buddha*. Somerville, MA: Wisdom, 2012. p. 1.180.

5. WIJAYARATNA. *Buddhist Monastic Life*, p. 68.

6. Amandine Chaix et al., "Time-Restricted Feeding Is a Preventative and Therapeutic Intervention against Diverse Nutritional Challenges", *Cell Metabolism*, v. 20, n. 6, 2014, p. 991-1.005, doi: 10.1016/j.cmet.2014.11.001.

7. Luigi Fontana e Frank B. Hu, "Optimal Body Weight for Health and Longevity: Bridging Basic, Clinical, and Population Research", *Aging Cell*, v. 13, n. 3, jun. 2014, p. 391-400, doi: 10.1111/acel.12207.

8. Tapan Mehta, "Obesity and Mortality: Are the Risks Declining? Evidence from Multiple Prospective Studies in the U.S.", *Obesity Review*, v. 15, n. 8, ago. 2014, p. 619-29, doi: 10.1111/12191.

9. Avi Dor, Christine Ferguson, Casey Langwith e Ellen Tan, "A Heavy Burden: The Individual Costs of Being Overweight and Obese in the United States", relatório de pesquisa, Universidade George Washington, Escola de Saúde Pública e Serviços de Saúde, Departamento de Política de Saúde, 21 set. 2010, <http://hsrc.himmelfarb.gwu.edu/sphhs_policy_facpubs/212>.

10. Gallup News Service, "Gallup Poll Social Series: Health and Healthcare", 7-10 nov. 2013.

11. NANAMOLI,Bhikkhu; BODHI, Bhikkhu. *The Middle-Length: Discourses of the Buddha*. Sommerville, MA: Wisdom, 1995. p. 134.

CAPÍTULO 2

1. RAHULA, Walpola. *What the Buddha Taught*. Nova York: Grove, 1974. p. 8.

2. BODHI, Bhikkhu. *In the Buddha's Words*. Sommerville, MA: Wisdom, 1974. p. 98.

3. Por exemplo, em *What to Eat: When it comes to weight loss, it's the calories that count* (Nova York: North Point, 2007, p. 283). Mas há muitos, muitos outros.

4. Gary Taubes cita muitos exemplos de estudos que mostram a mesma coisa: "Comer menos – não comer o bastante – simplesmente não funciona por mais que alguns meses, se tanto". Gary Taubes, *Why We Get Fat*. Nova York: Anchor, 2011, p. 36.

5. LUSTIG, Robert H. *Fat Chance: Beating the Odds against Sugar, Processed Food, Obesity, and Disease*. Nova York: Plume, 2013. p. 81.

6. Taubes, *Why We Get Fat*, p. 115.

7. LUSTIG. *Fat Chance*, p. 95-6.

8. Erica M. Schulte, Nicole M. Avena e Ashley N. Gearhardt, "Which Foods May Be Addictive? The Roles of Processing, Fat Content, and Glycemic Load", *PLoS ONE*, v. 10, n. 2, 18 fev. 2015, e0117959, doi: 10.1371/journal.pone.0117959.

9. Robert H. Lustig *et al.*, "Isocaloric Fructose Restriction and Metabolic Improvement in Children with *Obesity* and Metabolic Syndrome", Obesity, fev. 2015, doi: 10.1002/oby.21371. Ver, por exemplo, *The Sugar Detox*, de Brooke Alpert e Patricia Farris, *Fat Chance*, de Robert Lustig, e *Eat Bacon, Don't Jog*, de Grant Petersen.

10. Mark P. Mattson et al., "Meal Frequency and Timing in Health and Disease", PNAS, v. 111, n. 47, 25 nov. 2014, p. 16.648, doi: 10.1073/pnas.1413965111.

11. TAUBES, Gary. *Good Calories, Bad Calories*. Nova York: Anchor, 2008, p. 250.

CAPÍTULO 3

1. Steven W. Lichtman et al., "Discrepancy between Self-Reported and Actual Caloric Intake and Exercise in Obese Subjects", *New England Journal of Medicine*, v. 327, n. 27, 31 dez. 1992, p. 1893-8, doi: 10.1056/NEJM199212313272701.

2. Megan A. McCrory et al., "Eating Frequency and Energy Regulation in Free-Living Adults Consuming Self-Selected Diets", *Journal of Nutrition*, v. 141, n. 27, 2011, p. 148-53,doi: 10.3945/jn.109.114991.

3. Sarah Shaw, "The Story of the Hare". In: *The Jātakas: Birth Stories of the Bodhisatta*. Nova York: Penguin, 2006, p. 114-21.

4. Thanissaro Bhikkhu, *Dhammapada: A Translation*. Valley Center, CA: Metta Forest Monastery, 2011, p. 67.

5. Megumi Hatori *et al.*, "Time-Restricted Feeding without Reducing Caloric Intake Prevents Metabolic Diseases in Mice Fed a High-Fat Diet", *Cell Metabolism*, v. 15, n. 6, 6 jun. 2012, p. 848-60, doi: 10.1016/j.cmet.2012.04.019.

6. Amandine Chaix *et al.*, "Time-Restricted Feeding Is a Preventative and Therapeutic Intervention against Diverse Nutritional Challenges",

Cell Metabolism, v. 20, n. 6, 2 dez. 2014, p. 991-1.005, doi: 10.1016/j.cmet.2014.11.001.

7. James D. Le Cheminant *et al.*, "Restricting Night-Time Eating Reduces Daily Energy Intake in Healthy Young Men: A Short-Term Cross-Over Study", *British Journal of Nutrition*, v. 110, n. 11, 14 dez. 2013, p. 2.108-13, doi: 10.1017/S0007114513001359.

8. Kim S. Stote *et al.*, "A Controlled Trial of Reduced Meal Frequency without Caloric Restriction in Healthy, Normal-Weight, Middle-Aged Adults", *American Journal of Clinical Nutrition*, v. 85, n. 4, abr. 2007, p. 981-8.

9. Shubhroz Gill e Satchidananda Panda, "A Smartphone App Reveals Erratic Diurnal Eating Patterns in Humans that Can Be Modulated for Health Benefits", *Cell Metabolism*, v. 22, n. 5, 3 nov. 2015, p. 789-98,doi: 10.1016/j.cmet.2015.09.005.

CAPÍTULO 4

1. Gill e Panda, "Smartphone App", p. 1-10 (ver cap. 3, n. 9).

2. Mark P. Mattson *et al.*, "Meal Frequency and Timing in Health and Disease", *PNAS*, v. 111, n. 47, 25 nov. 2014, p. 16.647, doi: 10.1073/pnas.1413965111.

3. Daniela Jakubowicz *et al.*, "High Caloric Intake at Breakfast *vs.* Dinner Differentially Influences Weight Loss of Overweight and Obese Women", *Obesity*, v. 21, n. 12, dez. 2013, p. 2.504-12, doi: 10.1002/oby.20460.

4. Andrew W. McHill *et al.*, "Impact of Circadian Misalignment on Energy Metabolism During Simulated Nightshift Work", *Proceedings of the National Academy of Science*, v. 111, n. 48, 2 dez. 2014, p. 7.302-17.307, doi: 10.1073/pnas.1412021111.

5. Gill e Panda, "Smartphone App", p. 1-10 (ver cap. 3, n. 9).

6. PETERSEN, Grant. *Eat Bacon, Don't Jog*. Nova York: Workman, 2014, p. 7.

7. Por exemplo, Kim S. Stote *et al.*, "Controlled Trial", p. 981-8 (ver cap. 3, n. 8).

CAPÍTULO 5

1. Amanda M. Czerniawski, "From Average to Ideal: The Evolution of the Height and Weight Table in the United States, 1836-1943", *Social Science History*, v. 31, n. 2, verão 2007, p. 273-96, doi: 10.1215/01455532-2006-023.

2. Kate Crawford, Jessa Lingel e Tero Karppi, "Our Metrics, Ourselves: A hundred Years of Self Tracking from the Weight Scale to the Wrist Wearable Device", *European Journal of Cultural Studies*, v. 18, n. 4-5, ago.-out. 2015, p. 479-96, doi: 10.1177/1367549415584857.

3. Yaguang Zheng *et al.*, "Self-Weighing in Weight Management: A Systematic Literature Review", *Obesity*, v. 23, n. 2, fev. 2015, p. 256-65, doi: 10.1002/oby.20946.

4. Jeffrey J. VanWormer *et al.*, "Self-Weighing Frequency Is Associated with

Weight Gain Prevention over Two Years among Working Adults", *International Journal of Behavioral Medicine*, v. 19, n. 3, set. 2012, p. 351-8, doi: 10.1007/s12529-011-9178-1.

5. Rena R. Wing *et al.*, "A Self-Regulation Program for Maintenance of Weight Loss", *New England Journal of Medicine*, v. 355, n. 15, 12 out. 2006, p. 1.563-71, doi: 10.1056/NEJMoa061883.

6. Meghan L. Butryn *et al.*, "Consistent Self-Monitoring of Weight: A Key Component of Successful Weight Loss Maintenance", *Obesity*, v. 15, n. 12, dez. 2007, p. 3091, doi: 10.1038/oby.2007.368.

7. ROSSET, Clément. *Loin de moi: Étude sur l'identité*. Paris: Éditions de Minuit, 2001, p. 85-6.

CAPÍTULO 6

1. Para muitos exemplos, ver Peter Menzel e Faith D'Aluisio, *What I Eat: Around the World in 80 Diets*. Emeryville, CA: Ten Speed, 2010.

2. Adam Drewnowski *et al.*, "Sweetness and Food Preference", *Journal of Nutrition*, v. 142, n. 6, 9 maio 2012, p. 1.142S-48S, doi: 10.3945/jn.111.149575.

3. MOSS, Michael. *Salt Sugar Fat.* Nova York: Random House, 2014. p. 10.

4. Julie A. Mennella *et al.*, "Evaluation of the Monell Forced-Choice, Paired-Comparison Tracking Procedure for Determining Sweet Taste Preferences across

the Lifespan", *Chemical Senses*, v. 36, n. 4, 2011, p. 345-55, doi: 10.1093/chemse/bjq134.

5. M. Yanina Pepino e Julie A. Mennella, "Habituation to the Pleasure Elicited by Sweetness in Lean and Obese Women", *Appetite*, v. 58, n. 3, jun. 2012, p. 800-5, doi: 10.1016/j.appet.2012.01.026.

6. Erica M. Schulte, Nicole M. Avena e Ashley N. Gearhardt, "Which Foods May Be Addictive? The Roles of Processing, Fat Content, and Glycemic Load", *PLoS ONE*, v. 10, n. 2, 18 fev. 2015, e0117959, doi: 10.1371/journal.pone.0117959.

7. Kevin J. Acheson *et al.*, "Protein Choices Targeting Thermogenesis and Metabolism", *American Journal of Clinical Nutrition*, v. 93, n. 3, mar. 2011, p. 525-34, doi: 10.3945/ajcn.110.005850.

8. Abdou Himaya *et al.*, "Satiety Power of Dietary Fat: a New Appraisal", *American Journal of Clinical Nutrition*, v. 65, n. 5, maio 1997, p. 1.410-8.

9. Joanne Harrold *et al.*, "Satiety Effects of a Whole-Grain Fibre Composite Ingredient: Reduced Food Intake and Appetite Ratings", *Food & Function*, v. 5, n. 10, out. 2014, p. 2.574-581, doi: 10.1039/c4fo00253a.

10. Corinne Marmonier *et al.*, "Snacks Consumed in a Nonhungry State Have Poor Satiating Efficiency: Influence of Snack Composition on Substrate Utilization and Hunger", *American Journal of Clinical Nutrition*, v. 76, n. 3, 2002, p. 518-28.

11. Marmonier *et al.*,"Snacks Consumed".

12. Marjet J. M. Munsters e Wim H. M. Saris, "Effects of Meal Frequency on Metabolic Profiles and Substrate Partitioning in Lean Healthy Males", *PLoS ONE*, v. 7, n. 6, 13 jun. 2012, e38632, doi: 10.1371/journal.pone.0038632.

13. An Pana e Frank B. Hu, "Effects of Carbohydrates on Satiety: Differences Between Liquid and Solid Food", *Current Opinion in Clinical Nutrition and Metabolic Care*, v. 14, n. 4, jul. 2011, p. 385-390, doi: 10.1097/MCO.0b013e328346df36.

14. Ann V. Griffith *et al.*, "Metabolic Damage and Premature Thymus Aging Caused by Stromal Catalase Deficiency", *Cell Reports*, v. 12, n. 7, 18 ago. 2015, p. 1.071-79, doi: 10.1016/j.celrep.2015.07.008.

15. Goran Bjelakovic *et al.*, "Mortality in Randomized Trials of Antioxidant Supplements for Primary and Secondary Prevention: Systematic Review and Meta-analysis", *JAMA*, v. 297, n. 8, 28 fev. 2007, p. 842-57.

16. Jonathan D. Schoenfeld e John P.A. Ioannidis, "Is Everything We Eat Associated with Cancer? A Systematic Cookbook Review", *American Journal of Clinical Nutrition*, v. 97, n. 1, jan. 2013, p. 127-34, doi: 10.3945/ajcn.112.047142.

17. Shubhroz Gill e Satchidananda Panda, "A Smartphone App Reveals Erratic Diurnal Eating Patterns in Humans that Can Be Modulated for Health Benefits", *Cell Metabolism*, v. 22, n. 5, 3 nov. 2015, p. 789-98, doi: 10.1016/j.cmet.2015.09.005.

18. David R. Just e Brian Wansink, "Fast Food, Soft Drink and Candy Intake Is

Unrelated to Body Mass Index for 95% of American Adults", *Obesity Science & Practice*, v. 1, n. 2, 2015, p. 126-30, doi: 10.1002/osp4.14.

CAPÍTULO 7

1. RUEGG, D. Seyfort. "Ahimsa and Vegetarianism in the History of Buddhism". In: *Buddhist Studies in Honour of Walpola Rahula*. Londres: Gordon Fraser, 1980, p. 234-41.

2. WIJAYARATNA, Mohan. *Buddhist Monastic Life*. Cambridge: Cambridge University Press, 1990, p. 70.

3. HORNER, Isaline Blew. *The Book of Discipline*, v. 1. Melksham,Wilts: Pali Text Society, 1938, p. 296-302.

4. Rajiv Chowdhury *et al.*, "Association of Dietary, Circulating, and Supplement Fatty Acids With Coronary Risk: A Systematic Review and Meta-analysis", *Annals of Internal Medicine*, v. 160, n. 6, 6 maio 2014, p. 398-406, doi: 10.7326/M13-1788.

5. Timothy J Key, "Mortality in Vegetarians and Nonvegetarians: Detailed Findings from a Collaborative Analysis of 5 Prospective Studies", *American Journal of Clinical Nutrition*, v. 70, n. 3, supl., set. 1999, p. 516S-24S.

6. "Position of the American Dietetic Association: Vegetarian Diets", *Journal of the American Dietetic Association*, v. 109, n. 7, jul. 2009, p. 1.266-82.

7. APPLEBY, Paul N. *et al.*. "The Oxford Vegetarian Study: an Overview", *American Journal of Clinical Nutrition*, v. 70, n. 3, supl., set.1999, p. 525S-31S.

8. Gary E. Fraser, "Associations Between Diet and Cancer, Ischemic Heart Disease, and All-Cause Mortality in Non-Hispanic White California Seventh-day Adventists", *American Journal of Clinical Nutrition*, v. 70, n. 3, supl., set. 1999, p. 532S-8S.

9. Yessenia Tantamango-Bartley *et al.*, "Vegetarian Diets and the Incidence of Cancer in a Low-risk Population", *Cancer Epidemiology, Biomarkers, and Prevention*, v. 22, n. 2, fev. 2013, p. 286-94, doi: 10.1158/1055-9965.EPI-12-1060; Michael J. Orlich *et al.*, "Vegetarian Dietary Patterns and the Risk of Colorectal Cancers", *JAMA Internal Medicine*, v. 175, n. 5, 1º maio 2015, p. 767-76, doi: 10.1001/jamainternmed.2015.59.

10. Por exemplo, Dagfinn Aune *et al.*, "Red and Processed Meat Intake and Risk of Colorectal Adenomas: a Systematic Review and Meta-Analysis of Epidemiological Studies", *Cancer Causes & Control*, v. 24, n. 4, abr. 2013, p. 611-27.

11. "Position of the American Dietetic Association: Vegetarian Diets", *Journal of the American Dietetic Association*, v. 109, n. 7, jul. 2009, p. 1.266-82.

12. Vernon R. Young e Peter L. Pellett, "Plant proteins in relation to human protein and amino acid nutrition", *American Journal of Clinical Nutrition*, v. 59, n. 5, supl., maio 1994, p. 1.203S-12S.

13. Departamento de Agricultura e Departamento de Saúde e Serviços Humanos dos Estados Unidos, *Diretrizes alimentares para os americanos*, 2010, 7. ed., Washington, DC: U.S. Government Printing Office, dez. 2010.

14. SHAW, Sarah. *The Jātakas: Birth Stories of the Bodhisatta*. Londres: Penguin, 2006.

15. HAMERSHLAG, Kari. *Meat Eater's Guide to Climate Change + Health*. Washington, DC: Environmental Working Group, 2012.

16. Frank Newport, "In U.S., 5% Consider Themselves Vegetarians", *Gallup*, 26 jul. 2012, <http://www.gallup.com/file/poll/156224/Vegetarian_Vegan_120726.pdf>.

17. HAMERSHLAG, Kari. *Meat Eater's Guide to Climate Change + Health*. Washington, DC: Environmental Working Group, 2012.

CAPÍTULO 8

1. GETHIN, Rupert. *Sayings of the Buddha: A selection of Suttas from the Pali Nikāyas*. Oxford: Oxford University Press, 2008, p. 131.

2. LUSTIG, Robert H.. *Fat Chance*, p. 122.

3. Por exemplo, Ilse C. Schrieks *et al.*, "Moderate Alcohol Consumption Stimulates Food Intake and Food Reward of Savoury Foods", *Appetite*, v. 89, jun. 2015, p. 77-83, doi: 10.1016/j.appet.2015.01.021.

4. BODHI, Bhikkhu. *The Numerical Discourse of the Buddha*. Somerville, MA: Wisdom, 2012, p. 1.176.

5. LUSTIG, Robert H.. *Fat Chance*, p. 99.

6. Nina A. F. F. Furtwaengler e Richard O. de Visser, "Lack of International Consensus in Low-Risk Drinking Guidelines", *Drug and Alcohol Review*, v. 32, n. 1, jan. 2013, p. 11-8, doi: 10.1111/j.1465-3362.2012.00475.x.

7. K. Robertson *et al.*, "Public Policy and Personal Preference: a Disconnect Between Beliefs Regarding Responsible Drinking and the Motivation to Get Drunk", *Public Health*, v. 128, n. 11, nov. 2014, p. 1.030-2, doi: 10.1016/j.puhe.2014.08.006.

8. G. Galli *et al.*, "Inverse Relationship of Food and Alcohol Intake to Sleep Measures in Obesity", *Nutrition and Diabetes*, v. 3, 28 jan. 2013, e58, doi: 10.1038/nutd.2012.33.

9. Jongit Angkatvanich e Manee Zuesongdham, "Nutrition Problem Solving and Management Project for Monks and Novices", *International Buddhist Research Seminar*. Bangkok, Tailândia: Buddhist Research Institute, Universidade Mahachulalongkornrajavidyalaya, 2014, p. 1-7.

10. A. K. Lee, R. Chowdhury e J. A. Welsh, "Sugars and Adiposity: the Long-Term Effects of Consuming Added and Naturally Occurring Sugars in Foods and in Beverages", *Obesity Science & Practice*, v. 1, n. 1, out. 2015, p. 41-9, doi: 10.1002/osp4.7.

11. Geert Jan Biessels, "Caffeine, Diabetes, Cognition, and Dementia", *Journal of Alzheimer's Disease*, v. 20, supl. 1, 2010, p. S143-S150, doi: 10.3233/JAD-2010-091228.

12. Marilyn C. Cornelis e Ahmed El-Sohemy, "Coffee, caffeine, and coronary heart disease", *Current Opinion in Lipidology*, v. 18, n. 1, fev. 2007, p. 13-9.

13. Uhee Lim, Patricia Hartge, Lindsay M. Morton e Arthur Schatzkin, "Consumption of Aspartame-Containing Beverages and Incidence of Hematopoietic and Brain Malignancies", *Cancer Epidemiology, Biomarkers and Prevention*, v. 15, n. 9, set. 2006, p. 1.654-9.

14. Sara N. Bleich *et al.*, "Diet-Beverage Consumption and Caloric Intake Among US Adults, Overall and by Body Weight", *American Journal of Public Health*, mar. 2014, v. 104, n. 3, p. 72-8.

15. Sharon P. G. Fowler *et al.*, "Diet Soda Intake Is Associated With Long-Term Increases In Waist Circumference in a Bi-Ethnic Cohort of Older Adults: The San Antonio Longitudinal Study of Aging", *Journal of the American Geriatric Society*, v. 63, n. 4, abr. 2015, p. 708-15, doi: 10.1111/jgs.13376.

16. Jotham Suez *et al.*, "Artificial Sweeteners Induce Glucose Intolerance by Altering the Gut Microbiota", *Nature*, v. 514, n. 7.521, 9 out. 2014, p. 181-6, doi: 10.1038/nature13793.

CAPÍTULO 9

1. Paul S. McLean *et al.*, "Biology's Response to Dieting: the Impetus for Weight Regain", *American Journal of Physiology – Regulatory, Integrative and Comparative Physiology*, v. 301, n. 3, set. 2011, p. R581-R600, doi: 10.1152/ajpregu.00755.2010.

2. Eric T. Trexler *et al.*, "Metabolic Adaptation To Weight Loss: Implications For The Athlete", *Journal of the International Society of Sports Nutrition*, v. 11, n. 1, 27 fev. 2014, p. 7, doi: 10.1186/1550-2783-11-7.

3. Leanne M. Redman *et al.*, "Metabolic and Behavioral Compensations in Response to Caloric Restriction: Implications for the Maintenance of Weight Loss", *PLoS ONE*, v. 4, n. 2, 2009, e4377, doi: 10.1371/journal.pone.0004377.

4. Mirjam Dirlewanger *et al.*, "Effects Of Short-Term Carbohydrate or Fat Overfeeding on Energy Expenditure and Plasma Leptin Concentrations in Healthy Female Subjects", *International Journal of Obesity Related Metabolic Disorders*, v. 24, n. 11, nov. 2000, p. 1.413-8.

5. Todd A. Hagobian, Carrie G. Sharoff e Barry Braun, "Effects of Short-Term Exercise and Energy Surplus on Hormones Related to Regulation of Energy Balance", *Metabolism*, v. 57, n. 3, mar. 2008, p. 393-8, doi: 10.1016/j.metabol.2007.10.016.

6. Eric T. Trexler *et al.*, "Metabolic Adaptation to Weight Loss: Implications for the Athlete", *Journal of the International Society of Sports Nutrition*, v. 11, n. 1, 27 fev. 2014, p. 7.

7. Rena R. Wing e Robert W. Jeffery, "Prescribed 'Breaks' as a Means to Disrupt Weight Control Efforts", *Obesity Research*, v. 11, n. 2, fev. 2003, p. 287-91.

CAPÍTULO 10

1. LUSTIG, Robert H.. *Fat Chance*, p. 50.

2. TAUBES, Gary. *Why We Get Fat*, p. 142-3.

3. Leandro Z. Agudelo *et al.*, "Skeletal Muscle PGC-1⊠1 Modulates Kynurenine Metabolism and Mediates Resilience to Stress-Induced Depression", *Cell*, v. 159, n. 1, 25 set. 2014, p. 33-45, doi: 10.1016/j.cell.2014.07.051.

4. HANH, Thich Nhat. *The Long Road Turns to Joy: A Guide to Walking Meditation*. Berkeley, CA: Parallax, 2001, p. 7.

5. HEINE, Steven. *Dogen: Textual and Historical Studies*. Oxford: Oxford University Press, 2012, p. 118.

6. MATTSON, Mark. comunicação pessoal, 6 dez. 2015.

7. Javier T. Gonzalez *et al.*, "Breakfast and Exercise Contingently Affect Postprandial Metabolism and Energy Balance in Physically Active Males", *British Journal of Nutrition*, v. 110, n. 4, ago. 2013, p. 721-32, doi: 10.1017/S0007114512005582.

8. Duck-chul Lee *et al.*, "Leisure-Time Running Reduces All-Cause and

Cardiovascular Mortality Risk", *Journal of the American College of Cardiology*, v. 64, n. 5, 5 ago. 2014, p. 472-81, doi: 10.1016/j.jacc.2014.04.058.

9. Peter Schnohr *et al.*, "Longevity in Male and Female Joggers: the Copenhagen City Heart Study", *American Journal of Epidemiology*, v. 177, n. 7, 1º abr. 2013, p. 683-9, doi: 10.1093/aje/kws301.

10. Philipe de Souto Barreto, "Global Health Agenda on Non-Communicable Diseases: Has WHO Set A Smart Goal for Physical Activity?", *British Medical Journal*, v. 350, 21 jan. 2015, p. h23, doi: 10.1136/bmj.h23.

11. CARUS, Paul. *The Gospel of Buddha*. Chicago: Open Court, 1894, p. 22.

CAPÍTULO 11

1. BODHI, Bhikkhu. *The Numerical Discourses of the Buddha: A Complete Translation of the Anguttara Nikaya*. Somerville, MA: Wisdom, 2012, p. 933.

2. WALSHE, Maurice. *The Long Discourses of the Buddha: A Translation of the Digha Nikaya*. Somerville, MA: Wisdom, 1995, p. 463.

3. *Morbidity and Mortality Weekly Report*. Atlanta, GA: Centers for Disease Control and Prevention, 4 mar. 2011.

4. M. Garaulet *et al.*, "The Chronobiology, Etiology and Pathophysiology of Obesity", *International Journal of Obesity* (Londres), v. 34, n. 12, dez. 2010, p. 1.667-83, doi: 10.1038/ijo.2010.118.

5. Guglielmo Beccuti, “Sleep and Obesity”, *Current Opinion in Clinical Nutrition and Metabolic Care*, v. 14, n. 4, jul. 2011, p. 402-12, doi: 10.1097/MCO.0b013e3283479109.

6. Jean-Philippe Chaput *et al.*, “Do All Sedentary Activities Lead to Weight Gain: Sleep Does Not”, *Current Opinion in Clinical Nutrition and Metabolic Care*, v. 13, n. 6, nov. 2010, p. 601-7, doi: 10.1097/MCO.0b013e32833ef30e.

7. Arlet V. Nedeltcheva *et al.*, “Sleep Curtailment Is Accompanied by Increased Intake of Calories from Snacks”, *American Journal of Clinical Nutrition*, v. 89, n. 1, jan. 2009, p. 126-33, doi: 10.3945/ajcn.2008.26574.

8. Jean-Philippe Chaput e Angelo Tremblay, “Adequate Sleep to Improve the Treatment of Obesity”, *Canadian Medical Association Journal*, v. 184, n. 18, 11 dez. 2012, p. 1.975-6, doi: 10.1503/cmaj.120876.

9. Julia S. Dweck, Steve M. Jenkins e Laurence J. Nolan, “The Role of Emotional Eating and Stress in the Influence of Short Sleep on Food Consumption”, *Appetite*, v. 72, jan. 2014, p. 106-13, doi: 10.1016/j.appet.2013.10.001.

10. Lisa L. Morselli *et al.*, “Sleep and Metabolic Function”, *Pflugers Archiv*, v. 463, n. 1, jan. 2012, p. 139-160, doi: 10.1007/s00424-011-1053-z.

11. Neomi Shah e Francoise Roux, “The Relationship of Obesity and Obstructive Sleep Apnea”, *Clinics in Chest Medicine*, v. 30, n. 3, set. 2009, p. 455-65, doi: 10.1016/j.ccm.2009.05.012.

12. Jean-Philippe Chaput e Angelo Tremblay, "Insufficient Sleep as a Contributor to Weight Gain: An Update", *Current Obesity Reports*, v. 1, n. 4, dez. 2012, p. 245-56, doi: 10.1007/s13679-012-0026-7.

13. M-L Filiatrault *et al.*, "Eating Behavior Traits and Sleep as Determinants of Weight Loss in Overweight and Obese Adults", *Nutrition & Diabetes*, v. 4, 2014, e140,doi: 10.1038/nutd.2014.37.

14. Chaput e Tremblay, "Insufficient Sleep".

15. Charles R. Elder *et al.*, "Impact of sleep, screen time, depression, and stress on weight change in the intensive weight loss phase of the LIFE study", *International Journal of Obesity* (Londres), v. 36, n. 1, jan. 2012, p. 86-92, doi: 10.1038/ijo.2011.60.

16. Jean-Philippe e Chaputa Angelo Tremblay, "Sleeping Habits Predict the Magnitude of Fat Loss in Adults Exposed to Moderate Calòric Restriction", *Obesity Facts*, v. 5, n. 4, 2012, p. 561-6, doi: 10.1159/000342054.

17. Lundgren *et al.*, "A Descriptive Study of Non-obese Persons with Night Eating Syndrome and a Weight-Matched Comparison Group", *Eating Behavior*, v. 9, n. 3, ago. 2008, p. 343-51, doi: 10.1016/j.eatbeh.2007.12.004. Ver também: Suat Kucukgoncu *et al.*, "Optimal Management of Night Eating Syndrome: Challenges and Solutions", *Neuropsychiatric Disease and Treatment*, v. 11, 19 mar. 2015, p. 751-60, doi: 10.2147/NDT.S70312.

18. BODHI, Bhikkhu. *The Numerical Discourses of the Buddha: A Complete Translation of the Anguttara Nikaya*. Somerville, MA: Wisdom, 2012, p. 233.

19. NANAMOLI, Bhikkhu; BODHI, Bhikkhu. *The Middle Length Discourses of the Buddha: A Translation of the Majjhima Nikaya.* Somerville, MA: Wisdom, 1995, p. 1.017.

20. T. Heidenreich *et al.*, "Mindfulness-Based Cognitive Therapy for Persistent Insomnia: a Pilot Study", *Psychotherapy and Psychosomatics*, v. 75, n. 3, 2006, p. 188-9.

21. Serge Brand *et al.*, "The Relationship Between Physical Activity and Sleep From Mid Adolescence to Early Adulthood. A Systematic Review of Methodological Approaches and Meta-Analysis", *Sleep Medicine Review*, v. 28, 5 ago. 2015, p. 28-41, doi: 10.1016/j.smrv.2015.07.004.

22. Para um livro inteiro sobre o assunto, ver Joseph Emet, *Buddha's Book of Sleep*. Nova York: Jeremy P. Tarcher, 2012.

23. Shawn D. Youngstedt e Christopher E. Kline, "Epidemiology of Exercise and Sleep", *Sleep and Biological Rhythms*, v. 4, n. 3, 2006, p. 215-21.

24. Horacio O. de la Iglesia *et al.*, "Access to Electric Light Is Associated with Shorter Sleep Duration in a Traditionally Hunter-Gatherer Community", *Journal of Biological Rhythms*, v. 30, n. 4, ago. 2015, p. 342-50, doi: 10.1177/0748730415590702.

CAPÍTULO 12

1. BONGERS, Peggy *et al.* "Emotional Eating And Pavlovian Learning: Does

Negative Mood Facilitate Appetitive Conditioning?", *Appetite*, v. 89, 1º jun. 2015, p. 226-36, doi: 10.1016/j.appet.2015.02.018.

2. Michael Macht, Jutta Gerer e Heiner Ellgring, "Emotions In Overweight and Normal-Weight Women Immediately After Eating Foods Differing in Energy", *Physiology & Behavior*, v. 80, n. 2-3, nov. 2003, p. 367-74, doi: 10.1016/j.physbeh.2003.08.012.

3. Minati Singh, "Mood, Food, and Obesity", *Frontiers in Psychology*, v. 5, 1º set. 2014, p. 925, doi: 10.3389/fpsyg.2014.00925.

4. Patricia Sue Grigson, "Like Drugs for Chocolate: Separate Rewards Modulated by Common Mechanisms?", *Physiology & Behavior*, v. 76, n. 3, 2002, p. 389-95.

5. Lukas Van Oudenhove *et al.*. "Fatty Acid-Induced Gut-Brain Signaling Attenuates Neural and Behavioral Effects of Sad Emotion in Humans", *Journal of Clinical Investigation*, v. 121, n. 8, ago. 2011, p. 3.094-9, doi: 10.1172/JCI46380.

6. Edward Leigh Gibson, "Emotional Influences on Food Choice: Sensory, Physiological and Psychological Pathways", *Physiology & Behavior*, v. 89, n. 1, 30 ago. 2006, p. 53-61.

7. Janice K. Kiecolt-Glaser *et al.*, "Daily Stressors, Past Depression, and Metabolic Responses to High-Fat Meals: a Novel Path to Obesity", *Biological Psychiatry*, v. 77, n. 7, 1º abr. 2015, p. 653-60, doi: 10.1016/j.biopsych.2014.05.018.

8. Michael Macht, Jutta Gerer e Heiner Ellgring, "Emotions In Overweight and

Normal-Weight Women Immediately After Eating Foods Differing in Energy", *Physiology & Behavior*, v. 80, n. 2-3, nov. 2003, p. 367-74, doi: 10.1016/j.physbeh.2003.08.012.

9. Minati Singh, "Mood, Food, and Obesity", *Frontiers in Psychology*, v. 5, 1º set. 2014, p. 925, doi: 10.3389/fpsyg.2014.00925.

10. Sonja T. P. Spoora *et al.*, "Relations Between Negative Affect, Coping, and Emotional Eating", *Appetite*, v. 48, n. 3, 2007, p. 368-76, doi: 10.1016/j.appet.2006.10.005.

11. Normal S. Endler e James D. A. Parker, "Multidimensional Assessment of Coping: a Critical Evaluation", *Journal of Social and Personality Psychology*, v. 58, n. 5, maio 1990, p. 844-54, doi: 10.1037/0022-3514.58.5.844.

12. Amber W. Li e Carroll-Ann W. Goldsmith, "The Effects of Yoga on Anxiety and Stress", *Alternative Medicine Review*, v. 17, n. 1, 2012, p. 21-35.

13. Deborah R. Simkin e Nancy B. Black, "Meditation and Mindfulness in Clinical Practice", *Child and Adolescent Psychiatric Clinics of North America*, v. 23, n. 3, jul. 2014, p. 487-534, doi: 10.1016/j.chc.2014.03.002.

14. Kaushadh Jayakody, Shalmini Gunadasa e Christian Hosker, "Exercise for Anxiety Disorders: Systematic Review", *British Journal of Sports Medicine*, v. 48, n. 3, fev. 2014, p. 187-96, doi: 10.1136/bjsports-2012-091287.

15. Rita Berto, "The Role of Nature in Coping with Psycho-Physiological Stress: A Literature Review on Restorativeness", *Behavioral Science Basel*, v. 4, n. 4, 21 out. 2014, p. 394-409, doi: 10.3390/bs4040394.

16. Rebecca M. Puhl e Marlene B. Schwartz, "If You Are Good You Can Have a Cookie: How Memories of Childhood Food Rules Link to Adult *Eating Behaviors*", Eating Behaviors, v. 4, n. 3, set. 2003, p. 283-93, doi: 10.1016/S1471-01530300024-2.

17. Laurel Branen e Janice Fletcher, "Comparison of College Students' Current Eating Habits and Recollections of Their Childhood Food Practices", *Journal of Nutrition Education*, v. 31, n. 6, nov. 1999, p. 304-10, doi: 10.1016/S0022-31829970483-8.

18. Edward Leigh Gibson, "Emotional Influences on Food Choice: Sensory, Physiological and Psychological Pathways", *Physiology & Behavior*, v. 89, n. 1, 30 ago. 2006, p. 53-61, doi: 10.1016/j.physbeh.2006.01.024.

19. Michael Macht, Jutta Gerer e Heiner Ellgring, "Emotions In Overweight and Normal-Weight Women Immediately After Eating Foods Differing in Energy", *Physiology & Behavior*, v. 80, n. 2-3, nov. 2003, p. 367-74, doi: 10.1016/j.physbeh.2003.08.012.

20. Uma R. Karmarkar e Bryan Bollinger, "BYOB: How Bringing Your Own Shopping Bags Leads to Treating Yourself and the Environment", *Journal of Marketing*, v. 79, n. 4, jul. 2015, p. 1-15, doi: 10.1509/jm.13.0228.

CAPÍTULO 13

1. Thanaissaro Bhikkhi, *The Buddhist Monastic Code*. Valley Center, CA: Metta Forest Monastery, 2013, p. 497.

2. Ver, por exemplo, Susan Albers, *Eating Mindfully*. Oakland, CA: New Harbinger, 2012.

3. Brian Wansink e Jeffery Sobal, "Mindless Eating: The 200 Daily Food Decisions We Overlook", *Environment and Behavior*, v. 39, n. 1, jan. 2007, p. 106-23, doi: 10.1177/0013916506295573.

4. Brian Wansink e Junyong Kim, "Bad Popcorn in Big Buckets: Portion Size Can Influence Intake as Much as Taste", *Journal of Nutrition Education and Behavior*, v. 37, n. 5, set.-out. 2005, p. 242-5.

5. Kirsikka Kaipainen, Collin R. Payne e Brian Wansink, "Mindless Eating Challenge: Retention, Weight Outcomes, and Barriers for Changes in a Public Web-Based Healthy Eating and Weight Loss Program", *Journal of Medical Internet Research*, v. 14, n. 6, 17 dez. 2012, e168, doi: 10.2196/jmir.2218.

6. Lisa M. Jaremka *et al.*, "Novel Links Between Troubled Marriages and Appetite Regulation: Marital Distress, Ghrelin, and Diet Quality", *Clinical Psychological Science*, 29 jul. 2015, 2167702615593714, doi: 10.1177/2167702615593714.

7. LUSTIG, Robert. *Fat Chance*, p. 39.

8. Wansink e Sobal, "Mindless Eating".

9. Brian Wansink, James E. Painter e Jill North, "Bottomless Bowls: Why Visual Cues of Portion Size May Influence Intake", *Obesity Research*, v. 13, n. 1, jan. 2005, p. 93-100.

CAPÍTULO 14

1. Lisa M. Jaremka *et al.*, "Interpersonal Stressors Predict Ghrelin and Leptin Levels in Women", *Psychoneuroendocrinology*, v. 48, out. 2014, p. 178-88, doi: 10.1016/j.psyneuen.2014.06.018.

2. Silvia Scaglioni *et al.*, "Influence Of Parental Attitudes in the Development of Children Eating Behaviour", *British Journal of Nutrition*, v. 99, supl. 1, fev. 2008, p. S22-S25, doi: 10.1017/S0007114508892471.

3. Rachel Brown e Jane Ogden, "Children's Eating Attitudes and Behaviour: a Study of the Modelling and Control Theories of Parental Influence", *Health Education Research*, v. 19, n. 3, jun. 2004, p. 261-71, doi: 10.1093/her/cyg040.

4. Emma Dickens e Jane Ogden, "The Role of Parental Control and Modelling in Predicting a Child's Diet and Relationship with Food After They Leave Home: a Prospective Study", *Appetite*, v. 76, maio 2014, p. 23-9, doi: 10.1016/j.appet.2014.01.013.

5. Dickens e Ogden, "The Role of Parental Control".

6. Marla E. Eisenberg *et al.*, "Associations Between Hurtful Weight-Related Comments by Family and Significant Other and the Development of Disordered Eating Behaviors in Young Adults", *Journal of Behavioral Medicine*, v. 35, n. 5, out. 2012, p. 500-8, doi: 10.1007/s10865-011-9378-9.

7. Marla E. Eisenberg *et al.*, "Dieting and encouragement to diet by significant others: associations with disordered eating in young adults", *American Journal of Health Promotion*, v. 27, n. 6, jul.-ago. 2013, p. 370-7, doi: 10.4278/ajhp.120120-QUAN-57.

8. Lisa M. Jaremka *et al.*, "Novel Links Between Troubled Marriages and Appetite Regulation: Marital Distress, Ghrelin, and Diet Quality", *Clinical Psychological Science*, 29 jul. 2015, 2167702615593714, doi: 10.1177/2167702615593714.

CAPÍTULO 15

1. John P. Trougakos *et al.*, "Lunch Breaks Unpacked: The Role of Autonomy as a Moderator of Recovery during Lunch", *Academy of Management Journal*, v. 57, n. 2, abr. 2014, p. 405-21, doi: 10.5465/amj.2011.1072.

2. Jessica de Bloom, Ulla Kinnunen e Kalevi Korpela, "Exposure To Nature Versus Relaxation During Lunch Breaks And Recovery From Work: Development And Design Of An Intervention Study To Improve Workers' Health, Well-Being, Work Performance And Creativity", *BMC Public Health*, v. 14, 22 maio 2014, p. 488, doi: 10.1186/1471-2458-14-488.

3. John P. Trougakos *et al.*, "Lunch Breaks Unpacked: The Role of Autonomy as a

Moderator of Recovery during Lunch", *Academy of Management Journal*, v. 57, n. 2, abr. 2014, p. 405-21, doi: 10.5465/amj.2011.1072.

4. Jerica M. Berge, Nicole Larson, Katherine W. Bauer e Dianne Neumark-Sztainer, "Are Parents of Young Children Practicing Healthy Nutrition and Physical Activity Behaviors?", *Pediatrics*, v. 127, n. 5, maio 2011, p. 881-7, doi: 10.1542/peds.2010-3218.

5. Erik Dane, "Paying Attention to Mindfulness and Its Effects on Task Performance in the Workplace", *Journal of Management*, v. 37, n. 4, jul. 2011, p. 997-1.018, doi: 10.1177/0149206310367948.

6. Erik Dane e Bradley J Brummel, "Examining workplace mindfulness and its relations to job performance and turnover intention", *Human Relations*, v. 67, 2014, p. 105-28, doi: 10.1177/0018726713487753.

7. R. S. Kudesia, "Mindfulness and Creativity in the Workplace". In: J. Reb e P. W. B. Atkins (Org.), *Mindfulness in Organisations*. Cambridge: Cambridge University Press, 2015.

8. C. Thøgersen-Ntoumani *et al.*, "Changes In Work Affect In Response To Lunchtime Walking In Previously Physically Inactive Employees: A Randomized Trial", *Scandinavian Journal of Medicine & Science in Sports*, v. 25, n. 6, dez. 2015, p. 778-87, doi: 10.1111/sms.12398.

9. Peter Aspinall *et al.*, "The Urban Brain: Analysing Outdoor Physical Activity with Mobile EEG", *British Journal of Sports Medicine*, v. 49, n. 4, fev. 2015, p. 272-6, doi: 10.1136/bjsports-2012-091877.

10. Reza Amani e Tim Gill, "Shiftworking, Nutrition and Obesity: Implications for Workforce Health: a Systematic Review", *Asia Pacific Journal of Clinical Nutrition*, v. 22, n. 4, 2013, p. 505-15, doi: 10.6133/apjcn.2013.22.4.11.

11. Jonathan D. Johnston, "Physiological Responses to Food Intake Throughout the Day", *Nutrition Research Reviews*, v. 27, n. 1, jun. 2014, p. 107-18, doi: 10.1017/S0954422414000055.

12. Stephen B. Hanauer, "Jet Lag: Life in the Fast (and Feast) Lane", *Nature Clinical Practice Gastroenterology & Hepatology*, v. 5, n. 7, 2008, p. 349, doi: 10.1038/ncpgasthep1187.

13. Till Roenneberg *et al.*, "Social Jetlag and Obesity", *Current Biology*, v. 22, n. 10, 22 maio 2012, p. 939-43, doi: 10.1016/j.cub.2012.03.038.

14. Patricia M. Wong *et al.*, "Social Jetlag, Chronotype, and Cardiometabolic Risk", *The Journal of Clinical Endocrinology & Metabolism*, v. 100, n. 12, 18 nov. 2015, p. 4.612-20, doi: 10.1210/jc.2015-2923.

CAPÍTULO 16

1. Brian Lipinski *et al.*, "Reducing Food Loss and Waste", documento de trabalho, *Creating a Sustainable Food Future*, parte 2. Washington, DC: World Resources Institute, jun. 2013, <http://www.worldresourcesreport.org>.

2. LIPINSKI, Brian *et al.* "Reducing Food Loss and Waste".

3. Rebecca M. Puhl e Marlene B. Schwartz, "If You Are Good You Can Have a Cookie: How Memories of Childhood Food Rules Link to Adult *Eating Behaviors*", Eating Behaviors, v. 4, n. 3, set. 2003, p. 283-93, doi: 10.1016/S1471-01530300024-2.

4. "Norms and Win-Win Solutions for Reducing Food Intake and Waste", *Journal of Experimental Psychology: Applied*, v. 19, n. 4, dez. 2013, p. 320-32, doi: 10.1037/a0035053.

5. Koert van Ittersum e Brian Wansink, "Plate Size and Color Suggestibility: The Delboeuf Illusion's Bias on Serving and Eating Behavior", *Journal of Consumer Research*, v. 39, n. 2, ago. 2012, p. 215-28, doi: 10.1086/662615.

6. B. Wansink e C. S. Wansink, "The Largest Last Supper: Depictions of Food Portions and Plate Size Increased Over the Millennium", *International Journal of Obesity*, v. 34, n. 5, maio 2010, p. 943-4, doi: 10.1038/ijo.2010.37.

7. Koert van Ittersum e Brian Wansink, "Plate Size and Color Suggestibility: The Delboeuf Illusion's Bias on Serving and Eating Behavior", *Journal of Consumer Research*, v. 39, n. 2, ago. 2012, p. 215-28, doi: 10.1086/662615.

8. Mary Kay Fox *et al.*, "Relationship between Portion Size and Energy Intake among Infants and Toddlers: Evidence of Self-Regulation", *Journal of the American Dietetic Association*, v. 106, n. 1, supl., jan. 2006, p. S77-83, doi: 10.1016/j.jada.2005.09.039.

9. Leann L. Birch, Jennifer Orlet Fisher e Kirsten Krahnstoever Davison,

"Learning to Overeat: Maternal Use of Restrictive Feeding Practices Promotes Girls' Eating in the Absence Of Hunger", *American Journal of Clinical Nutrition*, v. 78, n. 2, ago. 2003, p. 215-20.

10. T. E. Quested *et al.*, "Spaghetti Soup: the Complex World of Food Waste Behaviours", *Resources, Conservation and Recycling*, v. 79, out. 2013, p. 43-51, doi: 10.1016/j.resconrec.2013.04.011.

11. Alexandra Betz *et al.*, "Food Waste in the Swiss Food Service Industry – Magnitude and Potential for Reduction", *Waste Management*, v. 35, jan. 2015, p. 218-26, doi: 10.1016/j.wasman.2014.09.015.

CAPÍTULO 17

1. LIPINSKI, Charles. *The Power of Habit.* Nova York: Random House, 2012.

2. ——. *The Power of Habit*, p. 19.

3. Benjamin Gardner e Gert-Jan de Bruijn, "A Systematic Review and Meta-analysis of Applications of the Self-Report Habit Index to Nutrition and Physical Activity Behaviours", *Annals of Behavioral Medicine*, v. 42, n. 2, out. 2011, p. 174-87, doi: 10.1007/s12160-011-9282-0.

4. DUHIGG, Charles. *The Power of Habit*, p. 78.

5. ARDEN, John B. *Rewire Your Brain.* Nova York: John Wiley & Sons, 2010, p. 19.

6. Alan R. Andreasen, "Life Status Changes and Changes in Consumer Preferences and Satisfaction", *Journal of Consumer Research*, v. 11, n. 3, dez. 1984, p. 784-94, doi: 10.1086/209014.

7. Anil Mathur, George P. Moschis e Euehun Lee, "A Longitudinal Study Of The Effects Of Life Status Changes On Changes In Consumer Preferences", *Journal of the Academy of Marketing Science*, v. 36, n. 2, maio 2008, p. 234-46, doi: 10.1007/s11747-007-0021-9.

CAPÍTULO 18

1. J. L. Kraschnewski, "Long-Term Weight Loss Maintenance in the United States", International Journal of Obesity London, v. 34, n. 11, nov. 2010, p. 1.644-54, doi: 10.1038/ijo.2010.94.

2. Mary L. Kiem, "A Descriptive Study of Individuals Successful at Long-Term Maintenance of Substantial Weight Loss", *American Journal of Clinical Nutrition*, v. 66, n. 2, ago. 1997, p. 239-46.

3. Paul S. MacLean *et al.*, "Biology's response to dieting: the impetus for weight regain", *American Journal of Physiology – Regulatory, Integrative and Comparative Physiology*, v. 301, n. 3, set. 2011, R581-R600, doi: 10.1152/ajpregu.00755.2010.

4. Jeffrey J. VanWormer *et al.*, "Self-weighing Frequency is Associated with Weight Gain Prevention over Two Years among Working Adults", *International Journal of Behavioral Medicine*, v. 19, n. 3, set. 2012, p. 351-8, doi: 10.1007/s12529-011-9178-1.

5. Rena R. Wing e Suzanne Phelan, "Long-Term Weight Loss Maintenance", *American Journal of Clinical Nutrition*, v. 82, n. 1, supl., jul. 2005, p. 222S-5S.

6. Lucienne Roh, "Mortality Risk Associated with Underweight: a Census-Linked Cohort of 31,578 Individuals with up to 32 Years of Follow-up", *BMC Public Health*, v. 14, 16 abr. 2014, p. 371, doi: 10.1186/1471-2458-14-371.

CAPÍTULO 19

1. Lacey Arneson *et al.*, "Review of the Nutritional Implications of Farmers' Markets and Community Gardens: A Call for Evaluation and Research Efforts", *Journal of the American Dietetic Association*, v. 110, n. 3, mar. 2010, p. 399-408, doi: 10.1016/j.jada.2009.11.023.

2. Ramona Robinson-O'Brien *et al.*, "Impact of Garden-Based Youth Nutrition Intervention Programs: A Review", *Journal of the American Dietetic Association*, v. 109, n. 2, fev. 2009, p. 273-80, doi: 10.1016/j.jada.2008.10.051.

3. Harold G. Koenig, "Religion, Spirituality, and Health: The Research and Clinical Implications", *International Scholarly Research Network ISRN Psychiatry*, 2012, 16 dez. 2012, 278730, doi: 10.5402/2012/278730.

4. Napaporn Sowattanangoon, Naipinich Kochabhakdi e Keith J. Petrie, "Buddhist Values Are Associated with Better Diabetes Control in Thai Patients", *International Journal of Psychiatry Medicine*, v. 38, n. 4, 2008, p. 481-91, doi: 10.2190/PM.38.4.g.

5. Leslie A. Lytle *et al.*, "Predicting Adolescents' Intake of Fruits and Vegetables", *Journal of Nutrition Education and Behavior*, v. 35, n. 4, jun. 2003, p. 170-5.

6. BODHI, Bhikkhu. *The Middle Length Discourses of the Buddha.* Somerville, MA: Wisdom, 2009, p. 811.

7. Wilhelm Hofmann *et al.*, "Morality in Everyday Life", *Science*, v. 345, n. 6.202, 12 set. 2014, p. 1.340-3, doi: 10.1126/science.1251560.

8. Jean Decety *et al.*, "The Negative Association between Religiousness and Children's Altruism across the World", *Current Biology*, v. 25, n. 22, 16 nov. 2014, p. 2.951-5, doi: 10.1016/j.cub.2015.09.056.

CAPÍTULO 20

1. Maria Kozhevnikov, James Elliott, Jennifer Shephard e Klaus Gramann, "Neurocognitive and Somatic Components of Temperature Increases during g-Tummo Meditation: Legend and Reality", *PLoS ONE*, v. 8, n. 3, 29 mar. 2013, e58244, doi: 10.1371/journal.pone.0058244.

2. ARMSTRONG, Karen. *Buddha*. Nova York: Penguin Putnam, 2001, p. 80.

3. NANAMOLI, Bhikkhu; BODHI, Bhikkhu. *The Middle Length Discourses of the Buddha*, p. 155.

4. ——. *The Middle Length Discourses of the Buddha*, p. 145.

5. Julien Lacaille, *et al.*, “The Effects of Three Mindfulness Skills on Chocolate Cravings”, *Appetite*, v. 76, maio 2014, p. 101-12, doi: 10.1016/j.appet.2014.01.072.

6. H. J. E. M. Alberts, R. Thewissen e L. Raes, “Dealing with Problematic Eating Behaviour: the Effects of a Mindfulness-Based Intervention on Eating Behaviour, Food Cravings, Dichotomous Thinking and Body Image Concern”, *Appetite*, v. 58, n. 3, jun. 2012, p. 847-51, doi: 10.1016/j.appet.2012.01.009.

7. Gillian A. O’Reilly *et al.*, “Mindfulness-Based Interventions for Obesity-Related Eating Behaviors: A Literature Review”, *Obesity Review*, v. 15, n. 6, jun. 2014, p. 453-61, doi: 10.1111/obr.12156.

8. KayLoni L. Olson e Charles F. Emery, “Mindfulness and Weight Loss: A Systematic Review”, *Psychosomatic Medicine*, v. 77, n. 1, jan. 2015, p. 59-67, doi: 10.1097/PSY.0000000000000127.

9. Shian-Ling Keng, Moria J. Smoski e Clive J. Robins, “Effects of Mindfulness on Psychological Health: A Review of Empirical Studies”, *Clinical Psychology Review*, v. 31, n. 6, ago. 2011, p. 1.041-56, doi: 10.1016/j.cpr.2011.04.006.

10. NANAMOLI, Bhikkhu; BODHI, Bhikkhu. *The Middle Length Discourses of the Buddha*, p. 145.

11. Ver, por exemplo, James H. Austin, *Zen and the Brain.* Cambridge, MA: The MIT Press, 1999.

12. Yi-Yuan Tang, Britta K. Hölzel e Michael I. Posner, "The neuroscience of mindfulness meditation", *Nature Reviews of Neuroscience*, v. 16, n. 4, abr. 2015, p. 213-25, doi: 10.1038/nrn3916.

13. BATCHELOR, Stephen. *Buddhism Without Beliefs*, Nova York: Riverhead, 1997, p. 62-3.

14. NANAMOLI, Bhikkhu; BODHI, Bhikkhu. *The Middle Length Discourses of the Buddha*, p. 146.

15. Joaquim Soler *et al.*, "Relationship between Meditative Practice and Self-Reported Mindfulness: The MINDSENS Composite Index", *PLoS ONE*, v. 9, n. 1, 22 jan. 2014, e86622, doi: 10.1371/journal.pone.0086622.

CAPÍTULO 21

1. BODHI, Bhikkhu. *The Connected Discourses of the Buddha*. Somerville, MA: Wisdom, 2000, p. 1.737.

2. Benjamin Gardner, Gert-Jan de Bruijn e Phillippa Lally, "A Systematic Review and Meta-analysis of Applications of the Self-Report Habit Index to Nutrition and Physical Activity Behaviours", *Annals of Behavioral Medicine*, v. 42, n. 2, out. 2011, p. 174-87, doi: 10.1007/s12160-011-9282-0.

3. Trisha A. Pruis e Jeri S. Janowsky, "Assessment of Body Image in Younger and Older Women", *The Journal of General Psychology*, v. 137, n. 3, jul.-set. 2010, p. 225-38, doi: 10.1080/00221309.2010.484446.

4. Stephanie R. Damiano *et al.*, "Relationships Between Body Size Attitudes and Body Image of 4-Year-Old Boys and Girls, and Attitudes of Their Fathers and Mothers", *Journal of Eating Disorders*, v. 3, 10 abr. 2015, p. 16, doi: 10.1186/s40337-015-0048-0.

5. Nadia Micali *et al.*, "Frequency and Patterns of Eating Disorder Symptoms in Early Adolescence", *Journal of Adolescent Health*, v. 54, n. 5, maio 2014, p. 574-81, doi: 10.1016/j.jadohealth.2013.10.200.

6. A. Janet Tomiyama e Traci Mann, "If Shaming Reduced Obesity, There Would Be No Fat People", *The Hastings Center Report*, v. 43, n. 3, maio-jun. 2013, p. 4-5, doi: 10.1002/hast.166.

7. Angelina R. Sutin e Antonio Terracciano, "Perceived Weight Discrimination and Obesity", *PLoS ONE*, v. 8, n. 7, 24 jul. 2013, e70048, doi: 10.1371/journal.pone.0070048.

8. Gary D. Foster, Thomas A. Wadden e Renee A. Vogt, "Body Image in Obese Women Before, During, and After Weight Loss Treatment", *Health Psychology*, v. 16, n. 3, maio 1997, p. 226-9, doi: 10.1037/0278-6133.16.3.226.

9. James J. Annesi e Nicole Mareno, "Improvement in Emotional Eating Associated with an Enhanced Body Image in Obese Women: Mediation by Weight-Management Treatments' Effects on Self-Efficacy To Resist Emotional Cues to Eating", *Journal of Advances in Nursing*, v. 71, n. 12, dez. 2015, p. 2.923-35, doi: 10.1111/jan.12766.

10. Hai-Lun Chao, "Body Image Change in Obese and Overweight Persons Enrolled in Weight Loss Intervention Programs: A Systematic Review and Meta-Analysis", *PLoS ONE*, v. 10, n. 5, 6 maio 2015, e0124036, doi: 10.1371/journal.pone.0124036.

11. TANAHASHI, Kazuaki. *Treasury of the True Dharma Eye: Zen Master Dogen's Shobo Genzo*. Boulder, CO: Shambhala, 2013, p. 347.

CAPÍTULO 22

1. Bhikkhu Bodhi, "What Does Mindfulness Really Mean? A Canonical Perspective", *Contemporary Buddhism*, v. 12, n. 1, maio 2011, p. 19-39, doi: 10.1080/14639947.2011.564813.

2. OLENDZKI, Andrew. "The Mindfulness Wedge", *Tricycle*, outono 2014.

3. Lynette M. Monteiro, R. F. Musten e Jane Compson, "Traditional And Contemporary *Mindfulness*: Finding The Middle Path In The Tangle Of Concerns", Mindfulness, v. 6, n. 1, fev. 2015, p. 1-13, doi: 10.1007/s12671-014-0301-7.

4. Bhikkhu Bodhi, *The Connected Discourses of the Buddha*. Somerville, MA: Wisdom, 2000, p. 1.844.

5. Robert Gethin, "On Some Definitions of Mindfulness", *Contemporary Buddhism*, v. 12, n. 1, maio 2011, p. 263-79, doi: 10.1080/14639947.2011.564843.

6. NANAMOLI, Bhikkhu; BODHI, Bhikkhu. *The Middle Length Discourses of the Buddha*. Somerville, MA: Wisdom,1995, p. 301.

7. MIKULAS, William L. "Ethics in Buddhist Training", *Mindfulness*, v. 6, n. 1, fev. 2015, p. 14-6, doi: 10.1007/s12671-014-0371-6.

8. FRONSDAL, Gill. *The Dhammapada*. Boulder, CO: Shambhala, 2006, p. 1.

9. DALAI-LAMA, *Kindness, Clarity, and Insight*. Ithaca, NY: Snow Lion, 1984, p. 35.

10. WALSHE, Maurice. *The Long Discourses of the Buddha*. Somerville, MA: Wisdom, 1987, p. 397-8.

11. KEEGAN, Marcia (Org.). *Teachings of His Holiness the Dalai Lama: The Dalai Lama's Historic Visit to North America*. Nova York: Clear Light, 1981.

12. BODHI, Bhikkhu. *The Connected Discourses of the Buddha*. Somerville, MA: Wisdom, 2000, p. 1.264.

13. TANAHASHI, Kazuaki (Org.), *Moon in a Dewdrop: Writing of Zen Master Dōgen*. Nova York: North Point, 1985, p. 70.

CAPÍTULO 23

1. BUSWELL JR., Robert E.; LOPEZ JR., Donald S.. *The Princeton Dictionary of Buddhism*. Princeton, NJ: Princeton University Press, 2014, p. 693.

Índice

D

E

F

SUA OPINIÃO É MUITO IMPORTANTE

Mande um e-mail para **opiniao@vreditoras.com.br** com o título deste livro no campo "Assunto".

1ª edição, mar. 2020

FONTE Adobe Garamond Pro Regular 10,5/16,1pt
Brandon Text Medium 7/8,4pt
Blog Script Regular 20/24pt

PAPEL Polen Bold 70 g/m²

IMPRESSÃO Gráfica Santa Marta

LOTE SM898